LA CHIRURGIE & LA MÉDECINE ESTHÉTIQUE

TOUT SAVOIR AVANT

Dr Jean-Claude HAGÈGE
Dr Philippe BELLITY
Spécialistes en chirurgie plastique, reconstructrice et esthétique

LA CHIRURGIE & LA MÉDECINE ESTHÉTIQUE

TOUT SAVOIR AVANT

éditions épidaure

LA CHIRURGIE ESTHÉTIQUE DU VISAGE

Docteur Jean-Claude Hagège

Halte aux excès !

INTRODUCTION

Dans ce nouveau livre sur la chirurgie esthétique du visage, j'ai voulu cette fois-ci insister en priorité sur les récents progrès techniques. Toutefois, il me semble essentiel de répondre en premier lieu à la principale inquiétude de nos patientes aujourd'hui : la peur de ne pas se reconnaître après un lifting. *« Êtes-vous sûr que le résultat sera naturel ? »* – leur question est légitime car, ajoutent mes patientes : *« Comment expliquer que des femmes qui peuvent aller voir les meilleurs chirurgiens du monde se retrouvent quelquefois figées, inexpressives et même standardisées après un lifting ? »*

Ces patientes ne sont pas particulièrement effrayées par les problèmes ou les complications qui pourraient survenir au cours d'un lifting. Elles savent qu'il existe des risques à toute opération. Non, ce qu'elles redoutent le plus, ce sont ces résultats techniquement parfaits (sur le plan chirurgical, les cicatrices sont invisibles, il n'y a plus d'excès de peau ni de ride) mais qui changent les visages au point qu'on ne les reconnaît plus – ils sont différents parce qu'ils sont peut-être trop parfaits, trop lisses ou trop remplis, ou parce qu'ils ont perdu leurs expressions propres et, ainsi, se ressemblent tous.

Aujourd'hui où les interdits moraux et religieux sont moins pesants, aujourd'hui où choisir de se faire opérer est naturel et n'appelle aucune justification, aujourd'hui aussi où les patients trouvent pratiquement toutes les informations concernant les techniques opératoires et le déroulement de l'intervention sur Internet, je comprends que ces résultats inquiétants restent la grande préoccupation et aussi la plus grande peur de nos patientes avant une intervention. Il y a dans cette crainte non seulement un refus d'adhérer à de tels résultats mais aussi et surtout une autre interrogation sous-jacente: « Est-ce un risque inhérent à tout lifting, c'est-à-dire un résultat non prévisible qui peut arriver à tous les chirurgiens, donc un aléa imprévisible, ou bien est-ce un résultat voulu parce que demandé par certaines patientes et obtenu par certains chirurgiens ? » Dans ce cas, la question essentielle devient alors: « Peut-on éviter avec certitude ces résultats ? » J'y réponds de suite, et nous en verrons les raisons plus loin: oui, ces résultats sont parfaitement évitables; un résultat de lifting dépend de la technique pratiquée par le chirurgien, mais surtout de sa propre vision de la beauté.

Certains pourraient dire que ces résultats sont rares; non, ils sont de plus en plus fréquents et assez nombreux pour être pris en considération. On pourrait dire aussi qu'on en parle beaucoup parce que les médias les mettent en exergue – c'est vrai, mais il n'en demeure pas moins que leur progression inquiète bon nombre de femmes. J'ai donc essayé d'en comprendre les causes.

J'AI ESSAYÉ DE COMPRENDRE

La surprenante satisfaction de ces patientes

Tout d'abord, une constatation surprenante: la plupart des femmes que j'ai rencontrées, et qui avaient selon moi un visage trop tendu ou trop gonflé après une précédente intervention, étaient, à mon grand étonnement, très satisfaites de leur résultat. Ce résultat, non seulement ne les gênait pas, mais elles le souhaitaient. Bien plus, lorsque j'évoquais avec elles le poids d'une dictature de la beauté ou d'une tyrannie à laquelle elles se seraient soumises, elles réfutaient ces jugements: *« Au contraire,* disent-elles, *je veux avoir un visage le plus jeune possible sans aucune ride, et puis c'est à la mode, je le vois sur des photos de magazines. »* Il s'agit donc pour elles d'une adhésion volontaire à une beauté à la mode à laquelle elles veulent se conformer par désir et non par soumission. *« Je suis enfin moi-même ! »*, se confiait à une de mes amies une femme au visage figé après un lifting.

En observant ces patientes j'ai pu aussi constater que, si certaines d'entre elles traversent une période de fragilité identitaire, la plupart ne sont pas « dépressives ». Ce sont des femmes qui s'assument parfaitement. Elles sont responsables et souvent décisionnaires dans leurs activités quotidiennes.

Quel est le rôle des médecins et des chirurgiens esthétiques face à ces résultats ?

Je dois préciser que le niveau technique des médecins et des chirurgiens esthétiques en France est le meilleur du monde. Loin de moi donc l'idée d'émettre un jugement sur leurs connaissances techniques. J'ai ainsi essayé de comprendre l'attitude de ces médecins et chirurgiens.

Tout d'abord, certains médecins refusent ces demandes excessives, estimant que ces patientes présentent une certaine fragilité psychologique passagère et préfèrent reporter leur intervention à plus tard. Ces demandes ne correspondent pas à leur conception de la beauté. Ils refusent donc de trahir leur éthique médicale ou chirurgicale. Je comprends cette rigueur morale. Il n'y a rien à dire.

D'autres chirurgiens ou d'autres médecins acceptent d'opérer ces patientes, estimant que ces demandes sont légitimes et justifiées.

Parmi eux, certains sont « passifs ». Ils refusent d'émettre un jugement personnel. Ils acceptent d'opérer ces femmes, estimant que leur rôle de chirurgien est de répondre à une demande, sauf s'il y a bien entendu une contre-indication d'ordre médical ou anesthésique. Ils estiment qu'ils n'ont pas à exprimer leur sentiment ni à s'immiscer dans les motivations de leurs patientes. Leurs arguments : d'une part, le but d'une chirurgie esthétique réussie est la satisfaction de leur patiente et non la leur ; de plus, dans la plupart des cas, la chirurgie esthétique n'est pas thérapeutique, elle ne soigne pas une maladie ; c'est une intervention où le résultat est demandé et apprécié par la patiente elle-même. En outre, il est admis que la beauté est très subjective, propre à chaque patiente. Suivre les impératifs de la mode en matière de beauté n'a rien, selon eux, de répréhensible !

D'autres chirurgiens et médecins, les « actifs », sont eux-mêmes profondément imprégnés par une image standardisée de la beauté. Non seulement ils acceptent d'opérer, mais de plus ils sont fiers de leurs prouesses chirurgicales lorsqu'ils obtiennent ces visages parfaitement standardisés. Ils sont fiers de donner une apparence de 20 ou 30 ans à une femme qui en a 50 ou 60.

Deux arguments légitiment selon eux leur attitude. D'une part, cette attente de beauté stéréotypée est aujourd'hui internationalisée. En effet, une grande partie de femmes venant de l'étranger, aussi bien des États-Unis que des pays de l'Est ou du golfe Persique, nous demande ce type de résultat. Mais aussi, et surtout, on trouve dans des revues médicales internationales très officielles des articles dans lesquels on décrit la beauté par des mensurations physiques qu'il est conseillé d'imiter ou d'approcher au cours de nos opérations ; la beauté y est définie par des mensurations arithmétiques bien codifiées (hauteur du front, écartement des yeux, rapport du nez par rapport au visage…).

Ces constats – car il s'agit de constats et non pas de jugements – démontrent que de tels résultats, tant redoutés par certains, ne sont pas des aléas mais des résultats souhaités par d'autres patientes et aussi obtenus volontairement par certains chirurgiens.

Une autre conception de la beauté

Face à la satisfaction de ces patientes aux visages standardisés et aussi à celle de leurs médecins, force est de constater et d'admettre que prend forme aujourd'hui un nouveau concept de beauté. Une nouvelle beauté définie par ses seules dimensions physiques et par une conformité à des normes, laissant peu de place au rôle des expressions du visage, c'est-à-dire à ses sourires et à ses regards, à tout ce qui lui donne vie et personnalité. Nous sommes devant deux concepts bien différents ; la beauté réside-t-elle dans une apparence purement physique ou bien est-elle dans les expressions d'un visage ? De ces priorités naîtront différentes attitudes du public et des médecins face à la chirurgie esthétique.

NOUS SOMMES AUJOURD'HUI À LA CROISÉE DE DEUX VISIONS DE LA BEAUTÉ

On définit couramment la beauté d'un visage par ses traits physiques et aussi par ses expressions. Les expressions animent ses traits physiques en y apportant les nuances de nos émotions, sa sensibilité, son empathie, sa sensualité, tout ce qui fait sa séduction.

Lorsqu'un visage prend de l'âge, des rides et un relâchement de peau apparaissent, rendant ce visage moins conforme aux traits physiques idéalisés ; alors que ses expressions, ses sourires, ses regards, sont peu modifiés.

Le traitement du relâchement de la peau et des rides est tout à fait légitime d'autant plus que les moyens techniques de la médecine permettent de lutter contre ces « outrages de l'âge ». Ceci est admis et ne pose pas polémique. Mais aujourd'hui, avec les progrès de la chirurgie esthétique et aussi avec les nouveaux produits de comblement, ce traitement peut aller plus loin, peut-être un peu trop loin, car il peut aussi dépasser son rôle « réparateur » et modifier les expressions du visage ou même les faire disparaître. Il y a donc un choix à faire avant l'intervention, non pas sur le fait de se faire opérer ou d'y renoncer mais par rapport à la finalité de l'acte esthétique. Qu'attend-on exactement de cette opération ? Une transformation de son visage pour qu'il soit le plus jeune possible et le plus conforme possible à des standards, ou bien désire-t-on garder avant tout ses expressions et retirer uniquement ce qui gêne ? Ce choix dépend de notre propre définition de la beauté. En effet, j'observe aujourd'hui, dans la demande de lifting, deux attitudes qui obéissent à ces deux définitions bien différentes de la beauté. Nous sommes donc aujourd'hui à la croisée de ces deux conceptions différentes dans leur essence même.

Ces deux attitudes se retrouvent aussi parmi les chirurgiens et suscitent parmi eux des techniques opératoires bien différentes.

Voyons comment se présentent ces deux situations pendant la consultation.

Lorsque la beauté doit obéir à ses seuls critères physiques

Comment se présente la demande de ces patientes ?

Ces patientes demandent l'avis du chirurgien qu'elles rendent détenteur des critères de beauté : *« Que feriez-vous sur mon visage ? »* nous demandent-elles. Leurs deux préoccupations essentielles sont le désir de rajeunissement maximum : *« De combien d'années vais-je rajeunir ? »* ou le désir de ressembler à des critères standardisés. Elles désirent un visage parfaitement lisse, où ne persiste aucune ride, comme on peut en voir dans les photos des magazines, sachant parfaitement pourtant que ces visages sont retouchés. *« Je ne veux plus aucune ride autour de mes yeux lorsque je ris ! »* (Pourtant combien expressives !) De plus, ces femmes concluent sur un air complice : *« Mais surtout je veux être naturelle ! »* Le mot « naturel » doit avoir des acceptions bien différentes, comme d'ailleurs l'image de la beauté !

La réponse des médecins et chirurgiens esthétiques

Certains chirurgiens, convaincus eux-mêmes par cette conception « morphologique » de la beauté, répondront parfaitement à cette demande. Leurs techniques suivront bien entendu leurs propres critères de beauté :

– en ce qui concerne l'âge, le médecin voudra rajeunir au maximum ce visage. Puisqu'un visage jeune est un visage gonflé et sans ride, puisqu'en vieillissant on se creuse, il leur paraît alors légitime de gonfler et de combler. Je comprends cette attitude sur des visages creusés ou affaissés, je sais aussi qu'un minimum de gonflement apporte une excellente amélioration mais j'ai du mal à comprendre les excès ;

– en ce qui concerne le désir de ressembler à des mannequins à la peau parfaitement lisse, ici aussi le chirurgien pratiquera un lifting tendu au maximum au niveau de l'ovale et qu'importe si l'expression de la bouche a changé, qu'importe aussi si le regard est modifié puisque l'important est qu'il n'y ait plus aucune ride, même au sourire !

Lorsque l'on considère que la beauté d'un visage est dans ses expressions

Entre le renoncement à toute opération esthétique par crainte de perdre sa personnalité ou l'acceptation d'un visage modifié, il y a un juste milieu; il est tout à fait légitime aujourd'hui de vouloir utiliser les moyens actuels de la médecine dans un désir de bien-être en retirant ce qui gêne mais en gardant ses expressions et sa personnalité.

Comment se présente la demande de ces patientes ?

Cette recherche de beauté n'a rien à voir dans son intention avec la demande précédente. Il ne s'agit plus ici de demander un avis au chirurgien: *« Que feriez-vous sur mon visage ? »* sous-entendant en cela qu'il possède les critères de beauté.

Ces patientes viennent nous voir avec une idée bien précise. Elles veulent faire retirer uniquement ce qui les gêne (un relâchement au niveau du cou ou de l'ovale). Ce sont elles qui posent leur propre indication. Si elles nous demandent un avis, c'est plutôt sur la faisabilité de l'intervention – *« Est-elle réalisable ? Quels en sont les risques ? ».*

Leur préoccupation n'est pas l'âge ou le désir de rajeunir. Leur demande est: *« Je veux être moi-même et en pleine forme »,* ou encore: *« Je n'ai pas peur de vieillir, mais je veux bien vieillir avec un visage "plus propre". »*

Il n'y a aucun désir de standardisation ou une quelconque référence à des mannequins. Ces femmes nous disent: *« J'ai l'air fatiguée alors qu'intérieurement je me sens en pleine forme »,* ou encore: *« Le matin, en me réveillant, j'ai des poches sous les yeux et l'air d'avoir mal dormi, peut-on faire quelque chose ? »*

Ces femmes veulent avant tout garder leur personnalité et les expressions qui la manifestent. C'est ce que j'ai appelé dans mes précédents livres la demande de « S.M.I.G.-Beauté ». C'est le « seuil minimum individuel garanti » de beauté. Ou, en d'autres termes, c'est la plus belle apparence à laquelle chaque visage peut prétendre en gardant sa propre personnalité.

La réponse du chirurgien face à ces demandes

Face à cette demande l'état d'esprit des chirurgiens est différent. Ils n'opèrent pas en fonction de certains critères de beauté. Leur rôle de chirurgien, inversement au cas précédent, n'est pas de poser une indication opératoire mais consiste à répondre uniquement à la demande de la patiente. Il lui donnera un avis sur la réalisation de l'acte souhaité et se contentera de lui expliquer les aléas et les risques et rien de plus. Le résultat sera bien entendu conforme à la demande de ces patientes.

Mon conseil avant de prendre la décision de se faire opérer d'un lifting

Ces conseils ne sont pas une mise en garde contre certains «mauvais» chirurgiens à éviter ou d'autres «excellents» à rechercher. Les chirurgiens esthétiques en France sont excellents, je l'ai dit; ils possèdent parfaitement leur technique. Mais ils ont chacun, et cela est tout à fait normal, une sensibilité à la beauté qui peut être tout à fait différente. C'est pour cela qu'il est indispensable d'avoir un long entretien avec votre chirurgien. Car il faut savoir que plusieurs techniques s'offrent à lui et tout ou presque est réalisable. Mais quelle est votre réelle demande ? Je vous conseille d'être très claire dans votre demande de lifting et de ne pas dire seulement: « Je veux un lifting naturel », car « naturel » ne veut rien dire aujourd'hui. Tout le monde veut un lifting naturel. L'important est de bien préciser votre demande, c'est-à-dire d'exprimer clairement vos priorités: préférez-vous en priorité un visage lisse et sans aucune ride ou privilégiez-vous avant tout le maintien de vos expressions ? Ceci est essentiel car c'est ce choix qui guidera aussi bien la technique que l'esprit dans lequel le chirurgien entreprendra son intervention. Mais aussi et surtout je vous conseille d'écouter avec une grande attention l'avis de votre chirurgien et de comprendre ce qu'est pour lui « un lifting réussi ». **Car on opère comme on pense.**

Au-delà de nos actes chirurgicaux, on voit bien que c'est l'image de la beauté qui est en train de changer.

OÙ ALLONS-NOUS ?!

Un constat.
Il existe deux forces disproportionnées en présence : le combat est inégal

Ces deux conceptions de la beauté – beauté physique ou beauté des expressions – sont défendues par deux forces très disproportionnées.

La beauté définie par ses seuls critères physiques est un concept soutenu par toute la production mondiale de beauté constituée par les laboratoires de cosmétiques, les sociétés de produits injectables pour les rides et pour les prothèses diverses et aussi par certains médecins ou chirurgiens esthétiques convaincus eux-mêmes, comme nous l'avons vu, par un idéal physique de beauté. Les relais médiatiques et publicitaires donnent à cet ensemble une force considérable. Certains mannequins servent de support pour créer des standards de beauté ou pour lancer de nouveaux « attributs à la mode » : on a connu la mode des fesses rebondies au Brésil, plus récemment des lèvres que je ne saurais décrire, des bouches ou des visages remplis et poupons. L'important est d'afficher une beauté purement physique et codifiée. La dimension humaine de la beauté, elle, n'est pas commercialisable, alors que la beauté définie par des critères exclusivement physiques ouvre un marché considérable. La beauté devient quantifiable, on peut donc la mesurer, l'exporter et l'universaliser. Un modèle uniformisé est plus facile à vendre qu'une variété de personnalités. Enfin, la mondialisation permet de valoriser ce stéréotype de manière globale et de le modeler en fonction des découvertes et des dispositifs médicaux esthétiques. La production de la beauté a su si bien infiltrer et imposer ses canons que ces patientes au visage standardisé, loin de souffrir d'une dictature de la beauté, recherchent même, on l'a vu, ces résultats. Jean Baudrillard disait que cette beauté standardisée devenait même un vecteur d'émancipation et non une soumission à des canons… Il s'ensuit une véritable forme d'aliénation à la chirurgie esthétique ou au bodybuilding. Cette mondialisation de la beauté a transformé l'épanouissement de certaines personnes en performance obligatoire pour les identifier à des normes.

Que trouvons-nous en face ?

Une autre catégorie de patientes (évaluées à 50 % environ) et aussi de médecins qui ont le simple désir, un désir tout à fait humain, de garder à la beauté ses belles expressions, ses beaux sourires et surtout son individualité. Loin des stéréotypes, la beauté réside selon eux dans l'expression d'une personnalité individuelle et libérée.Je crains que ces concepts ne pèsent pas bien lourd face aux géants de la production et de l'industrie de la beauté et à leur force publicitaire.

Je quitte ma blouse blanche de chirurgien

Comme professionnel, je ne juge pas. Je comprends toutes les attentes qui s'expriment à travers une demande de chirurgie esthétique et surtout de lifting. J'ai assez longtemps écouté mes patientes et souvent découvert des motivations profondes qui nous imposent beaucoup d'humilité. Je comprends aussi, en conséquence, toutes les attitudes des chirurgiens esthétiques pour n'y voir qu'un désir louable de satisfaire leurs patientes.

Cependant, en tant qu'homme je suis inquiet et révolté devant ces résultats, même s'ils sont souhaités par ces patientes et par leur médecin. Un chirurgien ou un médecin peut-il se poser en garant des critères physiques de la beauté ? En quoi en est-il le détenteur ? Peut-on concevoir que la beauté soit réduite à une simple compétitivité de mensurations physiques ? Je ne peux adhérer à cette attitude ô combien coercitive pour certaines femmes et surtout qui ne reflète en rien la réalité admise sur l'image de la beauté. Je suis convaincu au contraire que toutes les femmes possèdent une réserve de beauté, de séduction et de sensualité situées dans l'expression de leur propre personnalité et dans leur comportement, une énorme réserve peu exploitée. En cas de recours à la médecine ou à la chirurgie esthétique, je pense que le rôle du médecin doit se limiter à « **retirer ce qui gêne** » pour permettre l'épanouissement de la propre personnalité de la patiente. Alors qu'une réduction de la beauté à ses seules dimensions physiques, non seulement ne peut qu'aboutir à des clones multipliés, mais aussi risque de modifier nos relations humaines. Car si la beauté se réduit à un problème de mensurations physiques, sur quels critères seront bâtis nos rapports amoureux, amicaux et même sexuels ? Seules les morphologies parfaites survivront et « l'on tuera tous les affreux », comme l'avait prédit Boris Vian en 1948 dans un livre où il avait imaginé une société où tout le monde était physiquement parfait. Seuls alors les visages qui présentaient des aspérités étaient recherchés et attirants !

Je suis pessimiste, oui, mais je ne pense pas que la situation soit désespérée. Malgré les modes, par nature éphémères, de certains critères de beauté (grosses lèvres, visage tendu...), les gros industriels ne pourront pas faire disparaître d'une manière durable la dimension humaine de la beauté, ni non plus donner un caractère universel à sa standardisation. L'on ne peut industrialiser le charme. Il faut savoir que d'une part la beauté, définie pas ses critères physiques, est bien différente selon les pays, elle ne sera jamais universelle ; et même si une petite proportion de ces patientes vient en France ou aux États-Unis se faire opérer et demande un visage standardisé, la plupart de ces femmes veulent garder leurs différences. La beauté de la femme africaine, la beauté de la femme chinoise ou de celle des pays de l'Est ne se ressemblent pas. Mais d'autre part, ce qui me paraît, par contre universel dans la beauté d'un visage, ce sont ses mouvements, ses expressions, ses sourires, ses regards. Cette beauté, la beauté de nos émotions, est universelle, car elle est de tous les pays et de toutes les époques. Ces sourires, qu'ils soient américains, français ou indiens, s'apprécient dans et avec leurs différences physiques. Un beau sourire est un beau sourire, d'où qu'il vienne. Aussi cette beauté de nos expressions est intemporelle, elle ne change pas, ni selon les pays ni non plus à travers les époques. Parce que nos expressions traduisent nos émotions et que nos émotions touchent l'homme dans ce qu'il a de plus profond, elles s'adressent à son être social, à son affect, à sa sensualité. Cette vraie beauté ne doit pas disparaître. Voilà pourquoi je suis personnellement révolté devant ces résultats de lifting même lorsqu'ils sont demandés et consentis.

Un comité d'éthique gardien des vraies valeurs de la beauté aurait-il un rôle à jouer ?

Je me dois de tirer un signal d'alarme

Environ 50 % de mes patientes résistent à ces canons. Mais pour combien de temps encore ? Malgré ce constat, **je reste persuadé que le désir de maintenir les expressions et la personnalité d'un visage redeviendra la première exigence réellement exprimée par toutes nos patientes.** C'est pour cela que j'ai eu le désir d'écrire ces lignes.

LE LIFTING ET LE RAJEUNISSEMENT DU VISAGE

LA DEMANDE

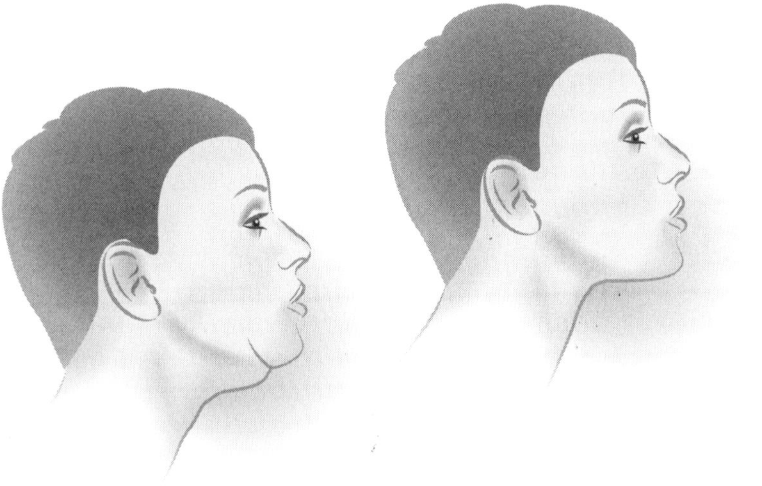

Avant l'intervention *Après l'intervention*

Par qui est demandée cette intervention ?

Le principe du lifting consiste à retirer la peau en excès au niveau du visage. C'est une intervention qui donne d'excellents résultats et qui agit essentiellement sur l'excès de peau et beaucoup moins sur les rides. La demande de lifting s'est multipliée de manière importante depuis quelques années. La lutte contre le vieillissement, le désir de rester jeune et de garder une belle apparence le plus longtemps possible est tout à fait légitime aujourd'hui. Mais cette demande a beaucoup changé depuis quinze ans. Effectivement, il y a encore une vingtaine d'années les femmes attendaient un relâchement important de la peau de leur visage pour entreprendre un lifting lorsque, disaient-elles, *« ça en vaut vraiment la peine »*. Aujourd'hui, certaines femmes désirent se faire opérer plus jeunes car elles veulent garder un visage le plus longtemps possible en pleine forme. On voit même certaines femmes qui, préventivement, vers 40 ou 50 ans, désirent une intervention. Je ne pense pas que l'indication de subir ou pas un lifting soit fonction de l'âge car les femmes vieillissent d'une manière très différente les unes des autres. La survenue du relâchement n'est pas identique chez toutes les femmes, elle est très variable en fonction de l'état vasculaire, de l'état hormonal, et bien entendu du stress. On voit donc des femmes jeunes et pourtant bien marquées à 40 ans, et un peu plus à la suite d'un événement majeur, demander un « petit coup de jeune » par un lifting relativement léger, pour se retrouver en forme. Ceci est tout à fait normal et fréquent aujourd'hui. Dans ce cas, je ne juge pas; ce qui compte c'est de savoir et d'apprécier s'il y a ou pas assez de peau pour obtenir un résultat harmonieux et durable. La question aujourd'hui n'est plus: « Pourquoi un lifting ? » mais « Pourquoi pas un lifting ? » si c'est réalisable.

Il est évident qu'un lifting effectué jeune donne moins de changement et donc un aspect très naturel. En effet, lorsqu'il existe un excès de peau, pourquoi attendre ? En fonction de quels interdits moraux ou religieux ?

Par qui est demandé le lifting aujourd'hui ?

Il est important d'arrêter de répéter ces lieux communs qui sont aujourd'hui réellement obsolètes. Non, ces femmes qui demandent un lifting aujourd'hui ne sont ni paumées, ni futiles, ni dépressives, ni oisives, ni en perte de repères. Aujourd'hui, les femmes qui décident un lifting sont des femmes très responsables, qu'elles aient une activité professionnelle, avec des responsabilités importantes, ou qu'elles soient mères de famille, ou engagées, même, dans une activité politique, ce sont des femmes tout à fait conscientes de leur désir de demander un lifting. Elles souhaitent tout simplement utiliser les moyens actuels de la science dans un objectif de bien-être.

Le pourcentage des hommes consultant pour un lifting est relativement stable depuis plusieurs années : ils demandent essentiellement de traiter leur cou souvent très relâché. Les hommes aiment garder leurs rides, leur rictus, et même un léger relâchement au niveau des bajoues. Je le comprends, mais un cou très relâché donne un air fatigué.

Qu'est-ce qu'un lifting ?

Le lifting consiste à retendre l'excès de peau du visage. Son but est de lutter contre le vieillissement cutané.

Les techniques ont connu trois étapes majeures :

– à ses débuts, et environ jusque dans les années 1975, l'intervention consistait à retendre uniquement la peau. On se trouvait donc devant une alternative : soit la peau était retendue fortement, le résultat était durable, certes, mais peu naturel car le visage était trop tendu, soit la peau était retendue modérément, le lifting était naturel mais sa durée était trop brève ;

– à partir de 1975, certains chirurgiens ont eu l'idée de retendre les muscles situés dans une couche plus profonde, sous la peau. Cela a constitué un progrès considérable car il était possible d'exercer une tension, non plus au niveau de la peau, mais au niveau des muscles, une tension même importante qui permettait d'obtenir un résultat durable. Cependant, pour que l'apparence soit naturelle la peau était simplement drapée au-dessus des muscles et non tirée. Cette couche profonde est appelée communément le SMAS, abréviation du système musculo-aponévrotique superficiel. Ceci a permis une deuxième génération de lifting. C'est le plus grand progrès du lifting de ces dernières années. Ces avancées techniques sont dues à deux chirurgiens français, le Dr Vladimir Mitz et le Dr Martine Peyronie ;

– aujourd'hui, certains liftings se pratiquent dans un plan encore plus profond : c'est ce qu'on appelle le *mask lift,* qui permet de retendre en bloc tout le visage et d'en remonter toutes les parties. Ce lifting a des suites assez lourdes et entraîne des changements importants. Dans sa forme classique et initiale il n'est plus guère utilisé.

Le vrai raffinement des liftings aujourd'hui consiste à pratiquer des opérations adaptées à chaque visage car tous les visages ne se ressemblent pas, les vecteurs de relâchement ne sont pas les mêmes, selon même les étages du visage *(dessin ci-dessous).* Certains connaîtront un relâchement plus important au niveau des pommettes, d'autres au niveau de l'ovale, et d'autres encore au niveau du cou ; et plus encore, il arrive certaines fois que le côté gauche ne ressemble pas au côté droit. Nous savons que nous sommes tous asymétriques. Il importe donc aujourd'hui d'effectuer des liftings plus subtils, plus adaptés aux visages et aussi et surtout à la demande de nos patientes car, nous l'avons vu en introduction, la recherche de beauté à travers ce lifting n'est pas la même selon le concept même de la beauté.

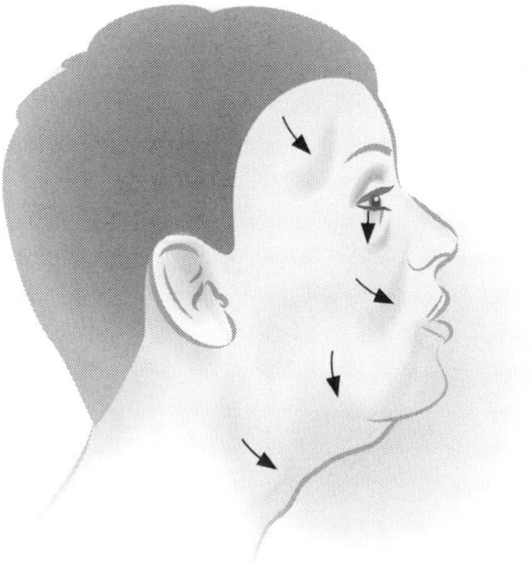

Les vecteurs de relâchement du visage

LES ASPECTS TECHNIQUES

Le lifting classique ou lifting cervico-facial

Le chirurgien commence par tracer au crayon le siège des incisions. Celles-ci ont déjà été établies au cours des consultations de manière à en informer parfaitement les patientes. Classiquement, l'incision part de la région temporale, c'est-à-dire dans les cheveux au niveau temporal ; elle descend verticalement, non pas devant l'oreille mais en rentrant à l'intérieur du début du conduit auditif externe, ou plus exactement légèrement en arrière du petit cartilage situé à ce niveau ; l'incision fait ensuite le tour du lobule, elle passe dans le pli situé à l'arrière de l'oreille et se recourbe à angle droit pour se placer au niveau de la ligne d'implantation des cheveux située derrière l'oreille. C'est l'incision la plus classique du lifting le plus fréquent qui est le lifting cervico-facial *(dessin ci-dessous).*

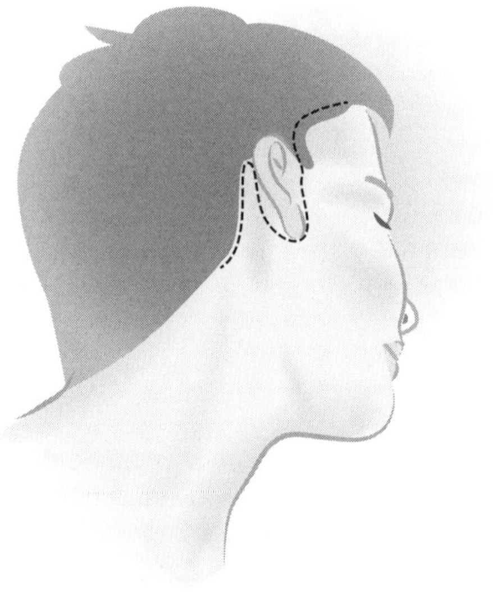

Le lifting classique ou lifting cervico-facial

Au niveau de l'incision, les cheveux ne sont pas rasés, ils sont répartis de part et d'autre et maintenus par des élastiques de manière à ne pas gêner l'intervention. Il faut noter que ces incisions sont bien dissimulées et ne sont pratiquement pas visibles quelques jours après l'intervention.

Avant d'inciser, chaque chirurgien, selon ses habitudes, pratique un premier décollement de la peau par des injections d'anesthésie locale ou de sérum physiologique au niveau de la région qui sera décollée. Cette infiltration permet effectivement d'avoir un plan de dissection sous la peau et de procéder à une intervention dans les meilleures conditions. Une fois l'incision faite, le décollement est pratiqué aux ciseaux entre la peau et les muscles. L'importance de ce décollement sera bien entendu fonction de chaque morphologie et des attentes des patientes. Il est évident qu'un visage très marqué, soit par un excès de peau important soit par des rides très creusées, nécessitera un décollement beaucoup plus important afin de bien dissocier la peau des adhérences musculaires. Certaines fois, il existe au niveau de la région sous-mentonnière un petit dépôt de graisse. Celle-ci est aspirée par une canule reliée à un aspirateur, soit par la voie de décollement du lifting, soit, parfois, par une petite incision faite au niveau sous-mentonnier qui permet d'être directement en contact avec la graisse.

Le décollement étant fait et l'aspiration de la graisse étant réalisée, le temps musculaire qui suit est un temps très important. Chaque chirurgien possède sa technique particulière de remontée musculaire. En effet, certains chirurgiens retendent ces muscles en bloc, d'autres font des plicatures partielles du muscle sur lui-même (ceci permet de redonner un certain relief aux pommettes). Toutefois, je pense que l'important est de bien remettre en tension ces muscles et surtout d'observer les bons sens de vecteurs de tension en fonction des visages, de manière à obtenir un lifting naturel.

Enfin, la peau est redrapée sur le visage et l'excès de peau qui dépasse est retiré, aussi bien au niveau du cou que de la région temporale, bien entendu sans excès, afin d'obtenir un visage naturel. Vient ensuite le temps de la suture. Il va de soi que cette suture doit être la plus fine possible, faite avec les fils les plus fins. Dans les zones chevelues, elle est souvent pratiquée avec des agrafes qui permettent un meilleur affrontement de la peau, évitant une souffrance.

Ensuite, un petit drain est placé derrière les oreilles de manière à drainer un éventuel saignement pendant la nuit. Ce drain ne fait pas mal, il est retiré dès le lendemain. Il y a quelques variations possibles à ces techniques classiques du lifting cervico-facial.

L'incision temporale du lifting cervico-facial

L'incision temporale est pratiquée dans la plupart des cas dans les cheveux, elle est alors invisible. Il est évident que, lors de la remontée des lambeaux de peau, on obtient une légère ascension de la patte; en général, grâce à un mouvement de rotation vers le haut des lambeaux, la patte est peu remontée et d'une manière tout à fait acceptable par les patientes. Néanmoins, dans certains rares cas le chirurgien réalise une incision juste au-dessus et en avant des cheveux en maintenant intact le capital cheveux *(dessin ci-dessous).* Cette incision qui risque d'être visible sera pratiquée soit lorsqu'il y a déjà eu un lifting qui a remonté les cheveux, soit lorsque les cheveux sont fragiles et risquent de révéler une cicatrice visible.

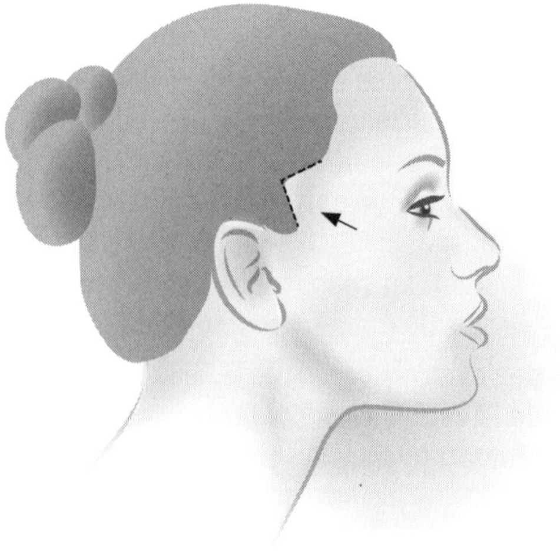

L'incision temporale du lifting cervico-facial

Quels sont les progrès et les raffinements ?

Pour qu'un lifting soit réussi nous devons arriver aujourd'hui à répondre à cette double demande qui semble à première vue paradoxale : le résultat doit se voir et, en même temps, ne pas se voir.

Le vrai progrès aujourd'hui consiste à se rapprocher au mieux de la demande de nos patientes. Bien sûr, ces demandes varient, les exigences ne sont pas les mêmes et nous devons y répondre. Il faut savoir que le relâchement du visage varie d'une personne à l'autre. Le lifting doit être pratiqué aujourd'hui réellement sur mesure et donc être adapté au relâchement de chaque visage.

Notre visage compte vingt-cinq petits muscles de chaque côté, que l'on nomme muscles peauciers car ils concourent à l'expression de nos émotions, de nos sentiments, et c'est la contraction de ces muscles qui déterminera le sourire, le regard, nos expressions. Le raffinement consiste justement à retirer la peau, remettre en tension les muscles en gardant toute la valeur expressive du visage. Les progrès les plus importants aujourd'hui sont donc, d'une part, le degré de tension que l'on apporte au niveau des muscles, mais aussi et surtout le sens de tension.

Les liftings partiels

Il faut savoir qu'à côté du lifting classique cervico-facial, le plus fréquent, il existe d'autres liftings, des liftings partiels qui vont traiter une partie du visage. Ces liftings prennent des dénominations très variables selon les périodes, les modes, les interprétations des magazines ou des chirurgiens mais le principe est le même, c'est un lifting qui traite une partie du visage, l'ovale, le cou ou la région temporale et qui a des suites opératoires rapides, de l'ordre de quelques jours, et surtout des résultats naturels :

– le lifting de l'ovale et du cou (ou lifting du bas du visage) ;
– le lifting de l'ovale uniquement ;
– le lifting temporal ;
– le lifting frontal ;
– le lifting du cou ;
– le lifting de la région des poches malaires et de la région sous-palpébrale.

Le lifting de l'ovale et du cou (ou lifting du bas du visage)

Le lifting du bas du visage est très demandé par la femme relativement jeune, autour de la cinquantaine, qui désire un lifting rapide et naturel et aussi durable. Il traite la région des joues, de l'ovale du visage (qu'on appelle les bajoues) et de la région du cou. Il s'agit en général de femmes actives, qui ne désirent pas un lifting classique, complet, et qui ont un début de relâchement des régions de l'ovale et du cou. Dans ce lifting, l'incision débute à l'avant du pavillon de l'oreille *(dessin ci-dessous)*, passe ensuite à l'intérieur du conduit auditif externe, contourne le lobule puis continue en arrière de l'oreille et s'incurve au niveau de l'implantation des cheveux. Le décollement est identique à celui du lifting cervico-facial mais moins étendu. La remise en tension des muscles est, nous l'avons déjà vu, fonction du degré et du sens de relâchement, propres à chaque visage.

Les suites opératoires sont très rapides, les patientes peuvent sortir dès le deuxième jour, en ramenant leurs cheveux en avant pour cacher les cicatrices. Pour les sorties plus « officielles » il faut compter une semaine.

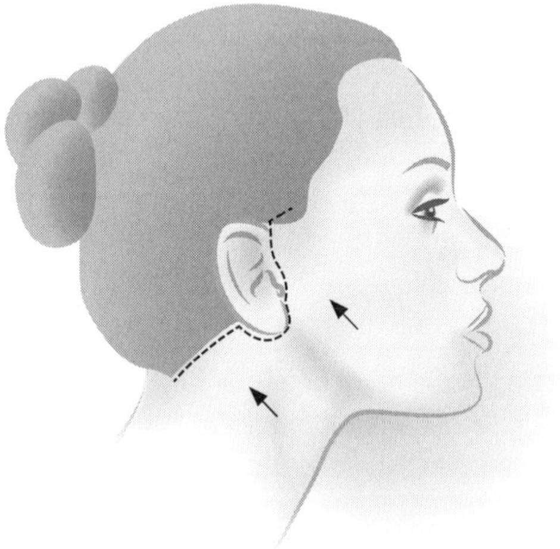

Le lifting de l'ovale et du cou

L'anesthésie est le plus souvent générale. Quelquefois, si certaines personnes le désirent, il est possible de procéder à une anesthésie plus légère et même *à* une anesthésie locale si la patiente souhaite sortir le jour même.

Le séjour en clinique dure en général une nuit; il est aussi possible de sortir le jour même à la condition d'être accompagné et si le domicile n'est pas trop éloigné de la clinique.

Les suites opératoires sont d'environ six jours.

Le risque, très rare, est l'apparition d'un hématome. Lorsqu'il est détecté très rapidement, surtout si la patiente reste en clinique et s'il est traité très vite et convenablement, il ne retarde pas la durée des suites opératoires.

Le lifting de l'ovale uniquement

Lorsque seul l'ovale est relâché, la cicatrice se situe en avant de l'oreille mais elle est bien sûr cachée à l'entrée du conduit auditif externe. Elle ne se continue pas dans l'arrière de l'oreille *(dessin ci-dessous).* Le décollement est limité donc les suites sont très rapides. On peut reprendre ses activités en général deux ou trois jours après l'intervention. Toutefois, il faut que l'indication soit parfaitement justifiée, c'est-à-dire qu'un petit relâchement de l'ovale soit présent, sinon le résultat sera insuffisant.

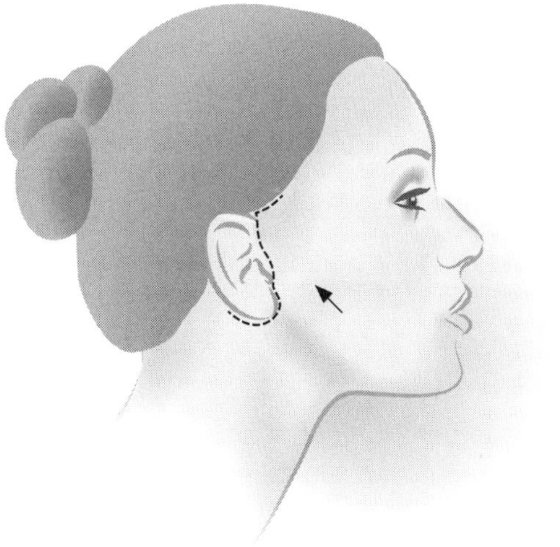

Le lifting de l'ovale uniquement

Le lifting temporal

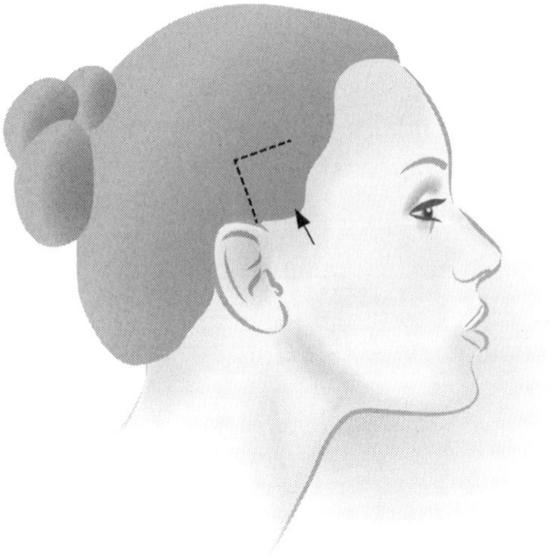

Le lifting temporal

Le lifting temporal traite les rides de la patte d'oie et les régions des pommettes. L'incision se situe dans les cheveux ou, pour certains chirurgiens, au niveau de la ligné précapillaire, juste en avant des cheveux; dans ce cas elle est très fine et ne se voit pratiquement pas. De très fines sutures permettent en effet d'obtenir une cicatrice très peu visible.

Le décollement intéresse la région temporale jusqu'aux angles externes des yeux, ce qui permet d'atteindre le muscle orbiculaire dont la contraction est responsable des rides de la patte d'oie. Ce muscle est bien entendu rendu moins actif par des petits points de coagulation et bien étalé de manière à faire disparaître les rides de la patte d'oie. La cicatrice, lorsqu'elle se situe comme dans la plupart des cas dans les cheveux, n'est pas visible *(dessin ci-dessus).*

Ce lifting donne un bon dégagement de la région temporale, il peut aussi, à la demande des patientes, relever légèrement le tiers externe des sourcils, mais seulement lorsque les patientes le demandent. Rien n'est établi de manière standard.

Souvent, en parallèle à ce lifting, est réalisée une opération des paupières supérieures, ce qui permet d'éclaircir encore davantage le regard.

En pratique, ce lifting temporal peut être effectué en ambulatoire : les patientes ressortent le jour même. Une légère anesthésie de surface suffit la plupart du temps. Les complications sont exceptionnelles : une paralysie temporaire et partielle du front peut survenir.

Le lifting frontal

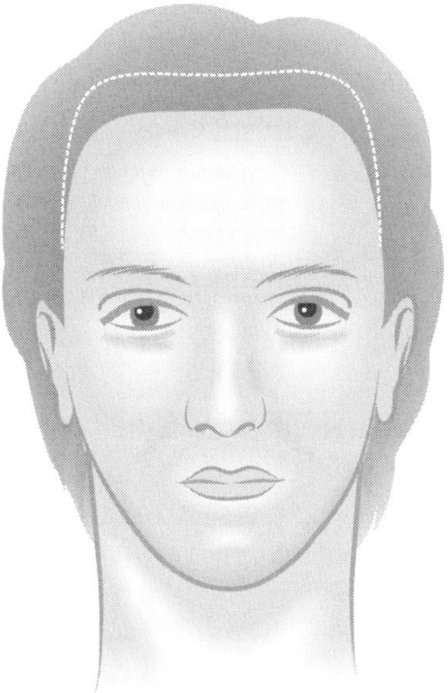

Le lifting frontal

Le lifting frontal est indiqué pour traiter les rides situées au milieu du front, tant horizontales que verticales.

Ces rides sont dues aux contractions du grand muscle frontal qui occupe l'essentiel du front et dont la contraction occasionne des rides horizontales. Il existe aussi de petits muscles situés dans la région basse et au milieu du front qui, eux, en se contractant, engendrent ces petites rides verticales appelées « rides du lion ». Ce lifting consiste à décoller toute la zone du front en pratiquant une incision au niveau du cuir chevelu, qui part du sommet d'une oreille à l'autre *(dessin ci-dessus)*. Le décollement est très large et concerne toutes les régions du front. Le muscle est ensuite incisé en plusieurs endroits, de manière à décrisper et à relâcher les contractions. Cependant, comme les rides ont tendance à récidiver, on retire même de petits fragments musculaires afin d'éviter que ces muscles se régénèrent et redonnent des rides. Une fois le muscle incisé la peau est retendue ; on peut parfois être amené à retirer une bande de peau de l'ordre d'un demi-centimètre ou un centimètre. Néanmoins, lorsqu'une patiente désire ne pas remonter la ligne d'implantation des cheveux, nous ne retirons bien sûr pas de peau afin de garder la même hauteur de front. Il peut arriver aussi, lorsque la patiente le demande, que l'on remonte les sourcils, soit en totalité soit au niveau du tiers externe des sourcils. C'est un lifting d'exécution rapide dont la pratique dure une heure trente, moins longtemps qu'un lifting cervico-facial de deux heures trente. Les résultats sont excellents et spectaculaires. Ce lifting se pratique moins souvent aujourd'hui grâce à l'endoscopie et à la toxine botulique *(voir « La toxine botulique », page 131)*.

L'endoscopie permet de réaliser les mêmes gestes au niveau du front par un décollement pratiqué après une incision de deux ou trois centimètres sur le front. Une rugine est introduite qui sert à décoller tout l'ensemble du front. Ensuite, à travers un petit tube on passe des ciseaux qui auront pour but d'inciser les fibres musculaires. Le geste est élégant et beaucoup moins traumatisant qu'un lifting frontal mais les résultats sont assez éphémères. L'autre progrès consiste en l'arrivée de la toxine botulique. Il est effectivement tentant de pouvoir obtenir les mêmes paralysies au niveau des muscles par de simples petites piqûres de toxine botulique au front qui en paralysent tous les muscles afin de traiter aussi bien les rides horizontales que verticales. Cependant, le lifting frontal garde ses indications lorsque la toxine botulique n'est pas acceptée ou présente certaines complications. C'est un lifting qui donne d'excellents résultats et surtout une sensation de légèreté du front chez les femmes qui ressentent une pesanteur à ce niveau. Les résultats ne sont pas définitifs et les rides peuvent réapparaître après trois à cinq ans, mais elles seront moins importantes.

Le séjour en clinique est d'une nuit. L'anesthésie est générale.

Les risques : quelques rares douleurs frontales qui peuvent durer de trois semaines à un mois.

Suites opératoires : les agrafes au niveau du front sont retirées environ dix jours après l'intervention.

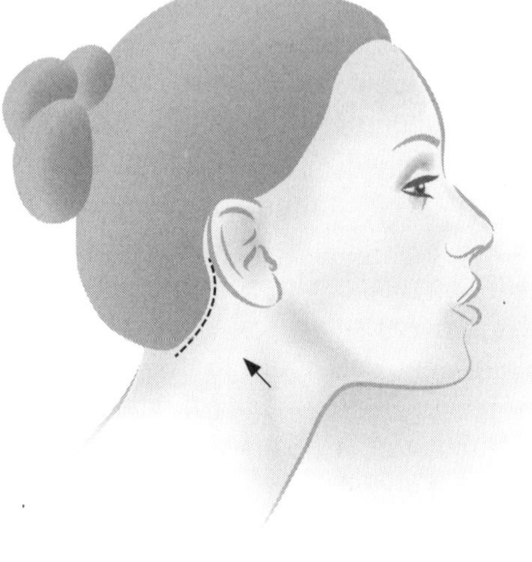

Le lifting du cou

Le lifting du cou est rarement demandé isolément car le cou est une unité en harmonie avec l'ovale du visage. En général, il vaut mieux pratiquer un lifting du cou associé à un lifting de l'ovale, c'est-à-dire un lifting du bas du visage. Le résultat est meilleur et, surtout, sur le plan technique la peau est mieux « placée » et évite de faire quelques plis. Vous pouvez vous-même faire le geste devant un miroir, en tirant uniquement avec votre doigt au niveau du cou, vous verrez que cela provoque des plis de part et d'autre. Il vaut donc mieux effectuer un lifting du bas du visage.

Au niveau du cou lui-même, tous les cous ne vieillissent pas de la même manière, c'est-à-dire dans le même sens : le plus souvent l'excès de peau se présente sous forme de fanons, ce sont comme des cordes qui partent du menton et qui arrivent jusqu'au haut du sternum. Ce type de relâchement est relativement facile à traiter chirurgicalement car il suffit d'une tension latérale pour retendre cet excès de peau.

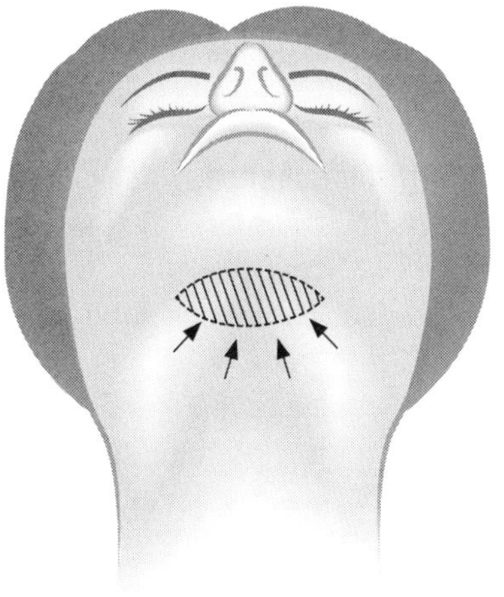

Lorsque le relâchement se situe dans le sens horizontal, cet excès de peau est souvent associé à un excès de graisse formant une véritable « banane » sous-mentonnière *(dessin ci-contre).*

Dans ce cas il faut y associer une lipoaspiration de la région sous-mentonnière.

Certaines fois même il ne faut pas hésiter à pratiquer une incision sous-mentonnière horizontale très courte et peu visible qui pourra régler cet aspect inesthétique au prix d'une cicatrice la moins visible possible.

Cette intervention, qui se situe uniquement dans la région sous-mentonnière, peut être pratiquée sous anesthésie locale ; elle dure moins d'une heure et permet de ressortir le jour même. Une compression sous-mentonnière est réalisée avec un sparadrap et doit être gardée quatre jours environ.

Enfin, il peut exister au niveau du cou un amas graisseux situé dans la région sous-mentonnière, isolé, associé à un excès de peau. Dans ce cas, sans pratiquer de lifting du visage, il est possible d'effectuer une incision sous-mentonnière et de retirer la peau et la graisse en excès. C'est une opération de courte durée – moins d'une heure – avec anesthésie locale ; les patientes peuvent sortir le jour même avec un sparadrap qui assure une compression pendant quatre jours sous le menton.

Le lifting de la région des poches malaires et de la région sous-palpébrale

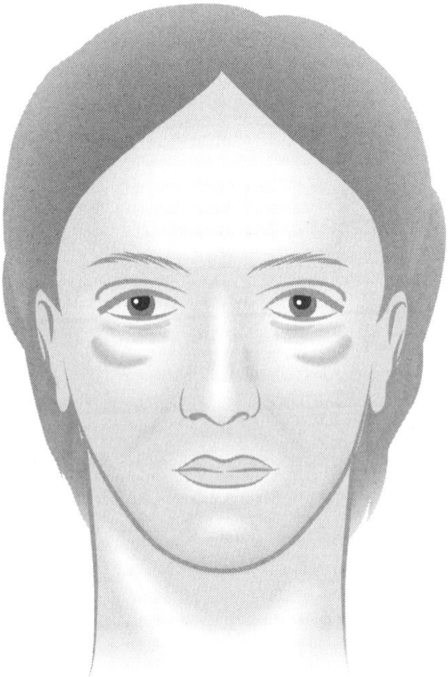

Les poches malaires *(dessin ci-contre)* sont des gonflements situés en dessous des poches graisseuses des paupières inférieures. Elles sont un problème plus difficile à traiter car il s'agit d'une rétention d'eau et non pas d'un excès de peau ou de graisse. Elles sont donc liées à l'état général et ont ainsi tendance à revenir facilement. Ces véritables boursouflures posent un problème difficile car une simple tension cutanée ne les résout pas de manière définitive. Les traitements les plus utilisés sont des traitements locaux à base d'injection d'acide hyaluronique autour des poches malaires afin de les noyer et de regalber la pommette.

Le traitement chirurgical qui consiste à décoller et à retendre la peau à ce niveau donne d'excellents résultats mais il comporte des suites lourdes et plus longues ; on est gonflé pendant une ou deux semaines après intervention.

EN PRATIQUE

La première consultation

Il est essentiel au cours de la première consultation d'expliquer clairement au chirurgien vos désirs. En général le chirurgien vous montre un miroir devant lequel vous représentez clairement avec vos doigts ce que vous attendez de l'intervention. Le chirurgien expliquera les limites des possibilités techniques et morphologiques de votre intervention mais il a aussi un devoir de conseil : il peut, sans les imposer, suggérer certaines orientations qui pourraient peut-être donner un visage plus harmonieux. Je rencontre souvent des patientes qui, ayant très peur de subir un lifting figé, demandent un minimum : *« Très peu, très peu ! »* Ceci est redoutable car si le chirurgien écoute à la lettre la demande, il est fort possible que cette patiente soit déçue après son intervention et reproche : *« Vous auriez pu en faire un peu plus ! »* Pour moi, il est donc impératif que vous me décriviez avec vos mains le degré de tension que vous voulez appliquer au relâchement de votre peau.

Je le répète, le résultat de l'intervention d'un lifting dépend entièrement du chirurgien et de sa technique, il faut donc transmettre tout à fait clairement vos attentes et vos craintes.

Ensuite il appartient au chirurgien de vous expliquer les détails pratiques de votre intervention, le type d'anesthésie, le séjour en clinique et les suites opératoires.

Vous devez lui parler de votre état général : usage du tabac, état cardiaque, vasculaire, pratique d'un sport... Ceci permettra au chirurgien de se forger une première opinion sur votre état général, ainsi il saura en témoigner à l'anesthésiste pendant l'intervention. Bien entendu, ceci permettra aussi au chirurgien de déceler une contre-indication.

Au cours de cette consultation, il ne faut pas hésiter à exprimer clairement vos craintes. En effet, certaines personnes ont comme principale préoccupation la peur de l'anesthésie, d'autres la peur de ne pas être naturelle, d'autres la peur d'avoir mal... **Exprimez donc sincèrement votre véritable crainte.**

Le bilan préopératoire *(Voir « Annexes », page 155)*

Le bilan préopératoire avant une anesthésie est standardisé : à part certaines variations propres à différents types d'intervention, le bilan est assez souvent le même. Vous devez d'abord prendre un rendez-vous avec l'anesthésiste ; cette consultation est essentielle car l'anesthésiste doit connaître votre état général, vos antécédents, et saura, d'une part, si vous êtes opérable et, d'autre part, s'il existe certaines contre-indications justifiant la prise de certaines précautions. Souvent, il se mettra en contact avec votre cardiologue ou votre médecin afin d'établir avec plus de sécurité un plan, une conduite anesthésique.

Des examens de sang seront à effectuer dans le but non pas de faire un bilan de votre santé, mais essentiellement d'explorer la coagulation de votre sang afin de savoir si l'opération ne sera pas trop hémorragique et aussi, bien entendu, afin de déceler une éventuelle infection qui serait passée inaperçue.

Un traitement préopératoire est également proposé, qui varie selon le chirurgien. Certains n'en donnent pas, ce qui se conçoit aussi tout à fait, d'autres chirurgiens donnent un traitement préventif à base d'antibiotiques.

Le bilan de photos est très important à établir avant l'intervention. Ces photos sont réalisées soit au cabinet de votre chirurgien soit chez un photographe professionnel. Elles sont prises en position assise ou debout, de manière à bien mettre en évidence le relâchement de la peau, de face, de trois quarts et de profil. Elles sont essentielles pour plusieurs raisons : d'abord, pendant l'intervention le visage est allongé et l'excès de peau n'est pas visible ; ensuite, après l'intervention on oublie très vite comment était le visage et il est important, non pas pour l'ego du chirurgien mais pour les patientes, de voir le travail qui a été accompli ; enfin et surtout, nous sommes tous asymétriques et cette asymétrie ne se remarque pas avant l'intervention. Par contre, après l'intervention, les patientes s'examinent à la loupe et décèlent quelquefois de petites asymétries : la hauteur des yeux, un coin de bouche qui descend un petit peu plus d'un côté que de l'autre, une asymétrie au niveau de la mentonnière… Tout ceci n'avait souvent pas été vu avant l'intervention et est découvert après l'intervention, d'où l'importance des photos.

La décision de se faire opérer

En général, il est important de laisser quelques jours s'écouler entre le premier rendez-vous avec le chirurgien et la prise de la date d'opération. Il n'y a rien à dire de particulier pendant ces jours quelquefois difficiles, voire angoissants – ce qui est tout à fait légitime avant de subir une intervention non obligatoire – mais surtout, cette période est difficile à cause, souvent, d'un entourage hostile, un époux « je t'aime comme tu es » ou bien des enfants « tu es ma mère et pour moi ton intervention ne changera rien ». Ces phrases rendent difficile la décision opératoire. Je l'ai dit dans l'introduction de ce chapitre sur la chirurgie esthétique du visage, ces phrases, bien que provenant d'une intention tout à fait louable, sont souvent révélatrices d'une méconnaissance des résultats des liftings, qui effrayent certains. Je voudrais rassurer cet entourage qui agit par affection mais dont le discours est quelquefois très difficile à supporter pour les patientes : car ou bien cet entourage est hostile à la chirurgie esthétique de manière générale et ne veut pas en entendre parler, dans ce cas il n'y a rien à dire. En revanche, si la peur des liftings est fondée sur la crainte d'obtenir des résultats excessifs, il me faut rassurer cet entourage : ces résultats – « effrayants pour certains » – ne sont pas inéluctables, loin de là. Le résultat d'un lifting dépend entièrement du chirurgien et du contrat établi, c'est-à-dire du désir de la patiente.

Le séjour en clinique

En chirurgie esthétique, l'entrée en clinique a lieu le matin, quelques heures avant l'intervention. Ceci est d'une part obligatoire mais surtout, ces quelques moments avant l'intervention vous permettent de vous détendre (si cela est possible), de vous reposer et de vous préparer à rentrer paisiblement au bloc opératoire. Bien entendu, il faut être à jeun, au moins six heures avant l'intervention.

Seule dans votre chambre

« Cette intervention est-elle réellement raisonnable, ai-je bien raison, et si je partais tout de suite pendant qu'il est encore temps ? »

Voici les questions qu'on se pose avant de rentrer au bloc. Vous n'êtes pas la seule à vous les poser. Un lifting n'est pas une intervention obligatoire ni thérapeutique, elle provient du désir, quelquefois exprimé depuis longtemps, d'avoir une meilleure apparence. Toutefois, en général l'envie de se faire opérer est plus importante, et après ces quelques interrogations les patientes arrivent souriantes au bloc opératoire. On leur demande de se déshabiller entièrement, ce qui est obligatoire en salle d'opération, et on leur remet une blouse légère pour se vêtir (on est obligé d'être entièrement déshabillé pendant l'intervention car pendant celle-ci le chirurgien coagule des petits vaisseaux et le moindre sous-vêtement qui comporte une part de nylon ou des objets métalliques risque de provoquer des brûlures).

L'entrée au bloc opératoire

Les patientes sont souvent surprises de voir autant de monde au bloc opératoire. Il s'agit d'une disposition légale : dans un bloc opératoire il doit y avoir en permanence une infirmière, un anesthésiste, son assistant opératoire, l'assistant du chirurgien et le chirurgien lui-même. Oui, cela fait beaucoup de monde !

L'anesthésie

Le type d'anesthésie qui sera pratiqué est déterminé préalablement au cours des consultations. En général, l'anesthésiste vous dit quelques mots pour vous détendre, pratique une petite injection intraveineuse et par cette aiguille fait passer un produit qui vous fait perdre petit à petit conscience. Au dire de certaines patientes, c'est un moment très agréable. Pour vous endormir, l'anesthésiste place dans votre bouche et votre trachée un tube (on appelle cela l'intubation) qui vous permettra de respirer dans de bonnes conditions opératoires.

La durée de l'intervention

Nous devons au cours des consultations répondre à votre demande très précise : *« Combien de temps va durer l'intervention ? »*

Nous devons y répondre avec précision mais celle-ci peut durer plus ou moins longtemps en fonction essentiellement du degré de saignement car, lorsque l'on saigne, il faut coaguler les petits vaisseaux, ce qui prend un petit peu plus de temps. La durée de l'intervention est également fonction du décollement qui est plus ou moins facile selon les patientes. Il est évident qu'une patiente qui a eu au niveau des joues des infiltrations d'acide hyaluronique ou d'autres produits, comme ceci se réalisait auparavant, va nécessiter un décollement, non pas plus difficile, mais simplement plus long ; c'est pourquoi la durée opératoire sera prolongée. En général pour un lifting cervico-facial classique, la durée de l'opération est d'environ deux heures trente. Pour les liftings partiels la durée sera fonction de l'étendue du décollement.

Cette variation de la durée d'intervention ne mérite pas d'être mentionnée en soi sauf sur le plan des frais de clinique. En effet, aujourd'hui, les cliniques facturent le coût de la salle d'opération en fonction de la durée de l'intervention. Il arrive donc que, lorsque l'opération a duré plus longtemps, s'ajoutent trente minutes ou une heure au plus aux frais de clinique. Ceci est en général mentionné sur le devis. Cependant, cette augmentation peut causer un certain désagrément aux patientes qui ont négligé d'en lire la mention.

À la fin de l'intervention, le chirurgien place un drain derrière les oreilles de manière à drainer un éventuel saignement pendant la nuit, et met un pansement sous forme d'une bande Velpeau autour du visage de manière à bien maintenir le lifting et à exercer une légère compression. En effet, pendant la nuit le saignement peut être dû soit à une montée de tension – c'est pour cela que votre tension est prise toutes les demi-heures et quelquefois tous les quarts d'heure – soit à un petit vaisseau qui a éclaté à la suite d'un mouvement brusque que vous auriez effectué (d'où l'importance du drain).

L'entrée en salle de réveil

Lorsque l'intervention est terminée et les produits anesthésiques arrêtés, le réveil se fait progressivement. Une fois bien réveillées et conscientes, les patientes sont transférées en salle de réveil sous la surveillance bien sûr du personnel médical et infirmier de ladite salle. La patiente se retrouve donc avec une bande Velpeau autour du visage s'il s'agit d'un lifting ou des compresses sur les yeux lorsque les paupières ont été traitées dans le même temps. Il arrive parfois qu'en salle de réveil on grelotte de froid et que l'on demande des couvertures. Il s'agit là d'une réaction naturelle de réveil qui n'est pas due à une température insuffisamment élevée de la pièce. Néanmoins on vous couvre généralement avec une couverture chauffante qui vous permet de ressentir un mieux-être.

Le retour dans votre chambre

Le brancardier vous ramène dans votre chambre et vous aide à vous allonger dans votre lit, soit semi-assise soit allongée selon les prescriptions du médecin. À signaler qu'il n'y a pas de douleurs vraies à ce moment, simplement peut-être une légère tension autour des oreilles, tension qui est due à celle effectuée au niveau du cou et de l'ovale. Vous pouvez aussi avoir soif mais comme les réflexes de déglutition ne sont pas encore réveillés on vous donnera des compresses imbibées d'eau qui vous rafraîchiront les lèvres et la bouche.

Vous conservez la perfusion qui a été placée à votre avant-bras avant l'intervention. Elle vous réhydrate et vous nourrit par voie veineuse. Elle est maintenue jusqu'au lendemain matin par mesure de sécurité car elle permet d'agir très rapidement en cas de problème.

Le lendemain matin (ou quelques heures plus tard si vous repartez le même jour) le chirurgien passe vous voir. C'est en général un très bon moment, chargé d'émotions et d'une certaine anxiété. Le pansement est retiré et vous pouvez vous voir dans le miroir et apprécier votre nouveau visage. La plupart du temps le visage est peu marqué et l'on peut déjà voir se profiler le résultat, mais il peut arriver qu'il soit légèrement gonflé par un œdème, ce qui est tout à fait normal, et même quelquefois qu'il y ait des ecchymoses, c'est-à-dire des petits bleus. Les ecchymoses sont dues à des éclatements de petits vaisseaux superficiels, ce qui provoque ce que l'on appelle communément des bleus, à ne pas confondre avec un hématome : un hématome est une poche de sang qui peut avoir la taille d'une mandarine ou quelquefois d'un pamplemousse, et est déclenché par l'éclatement d'un vaisseau plus important. L'hématome est une complication rare mais qui peut arriver après un lifting. Je l'ai déjà dit, les causes d'un hématome ne sont pas toujours retrouvées, mais il s'agit souvent soit d'une poussée hypertensive pendant la nuit, soit d'un mouvement brusque de la tête (pour répondre à un coup de téléphone ou à une infirmière) qui aurait occasionné une petite rupture d'un vaisseau. Pour la sortie de clinique, rien de spécial, un équipement classique, un foulard et des lunettes de soleil.

Les suites opératoires

Le chirurgien vous indiquera la date et le lieu des suites opératoires. Les suites se passent au cabinet du chirurgien et le détail des horaires vous sera précisé. Dans un lifting, les premiers fils sont d'habitude ôtés le quatrième ou cinquième jour et les derniers vers le huitième ou dixième jour. Dans les jours qui suivent, les éventuelles ecchymoses que vous auriez pu avoir disparaissent, l'œdème diminue, quoique, certaines fois, l'œdème, le gonflement peut durer un petit peu plus longtemps au niveau des pommettes, aspect quelquefois même apprécié. L'ablation des fils et des agrafes est réalisée au cabinet du chirurgien ou, selon le chirurgien, en clinique aux environs du dixième jour. Cette ablation des fils n'est pas douloureuse. Il est à noter aussi que dans les suites opératoires il n'y a pas de douleurs, quelquefois seulement une petite tension au niveau des muscles (des calmants légers la soulagent). Lorsque les fils sont retirés par l'assistante ou le chirurgien lui-même, ce dernier vous reçoit à son cabinet, c'est l'heure du bilan. Bien entendu ce bilan est provisoire car le visage continuera à se « placer » pendant deux mois, mais déjà la comparaison des photos préopératoires permettra de voir l'effet obtenu. Vous pouvez alors reprendre vos activités quotidiennes et professionnelles. Enfin, un rendez-vous pour un contrôle postopératoire est prévu dans les deux ou trois mois après l'intervention.

LES COMPLICATIONS POSSIBLES

Toute intervention peut occasionner des complications. Nous le savons tous, le risque zéro n'existe pas. Il y a des risques liés à toute intervention chirurgicale: phlébite, embolie pulmonaire, infection... Bien entendu, un consentement éclairé vous a été remis avant l'intervention *(voir p.156)*, détaillant, jusqu'à parfois faire peur, toutes les complications qui pourraient survenir. Cette décision d'information a été établie par la loi Kouchner du 4 mars 2002. Elle a marqué un réel progrès au niveau de l'information. Elle permet, non pas comme on le croit quelquefois de disculper le chirurgien et l'anesthésiste, de les « couvrir » s'il y avait des complications, mais d'informer loyalement les patientes avant une intervention.

Il y a également les risques liés à l'anesthésie. Ici aussi, il existe toujours des risques mais ils ont considérablement diminué. Ils sont très rares, tout d'abord parce que les produits actuellement utilisés sont beaucoup plus sécurisés, et aussi parce que les moyens de surveillance ont considérablement progressé.

On note aussi les risques liés au lifting lui-même. Pas de réels risques mais des suites opératoires plus longues peuvent survenir: des œdèmes, des ecchymoses, ou même un hématome, que j'ai précédemment évoqués. Ces suites sont en général régressives. Un traitement préopératoire (arnica...) les réduira au maximum. Dans la littérature, quelques rares cas de paralysies partielles et temporaires ont été signalés au niveau du visage après un lifting. Ces paralysies réellement rares disparaissent en général après quelques semaines ou quelques mois.

LES OPÉRATIONS ASSOCIÉES

Les opérations des paupières peuvent être pratiquées dans le même temps qu'un lifting cervico-facial. Ceci est très souvent demandé, car il est tout à fait légitime, normal, de procéder à une opération des paupières dans le même temps qu'un lifting, qu'il s'agisse des paupières supérieures, des paupières inférieures ou des quatre paupières. La durée d'intervention s'en trouve un peu prolongée, certes, mais le résultat est beaucoup plus harmonieux. Certaines personnes préfèrent ne pas toucher à leurs paupières, craignant un changement trop important lorsqu'elles demandent une intervention de lifting. Ceci se conçoit aisément. Je conseille d'aller progressivement et de commencer par ce qui gêne le plus (soit le lifting, soit les paupières).

Une autre association que je trouve très bénéfique est l'association d'un lifting avec une opération du nez. En effet, après 40 ans, les femmes ne pensent plus à leur nez, elles se disent qu'il est trop tard et pensent à leur lifting. Or, une opération du nez associée au lifting rajeunit un visage bien mieux qu'une simple opération de lifting. Non pas une modification du nez, mais avec le temps le nez tombe un petit peu vers le bas et la bosse devient plus apparente. Donc une opération légère au niveau du nez, une simple remontée de la pointe ou une petite diminution de la bosse, de manière à la rendre moins « agressive », donnera un résultat bien plus jeune et surtout très harmonieux. Donc, oui, l'opération du nez associée au lifting est une très bonne association qui devrait être pratiquée plus souvent.

LES QUESTIONS QUE VOUS VOUS POSEZ

Est-ce qu'un lifting se voit ?

C'est une question que mes patientes me posent au cours de presque toutes mes consultations. Je réponds que, encore une fois, le résultat d'un lifting dépend entièrement du chirurgien. Il faut être tout à fait cohérent au cours de votre demande de consultation. Si vous désiriez un lifting du visage absolument lisse, faire disparaître toutes les rides, qu'il n'y ait plus d'excès de peau même en penchant la tête en avant, effectivement l'entourage va reconnaître qu'un lifting a été pratiqué. Mais lorsque la demande est, comme je le rencontre le plus souvent, un lifting dont la priorité est le maintien des expressions du visage, des sourires, il est évident que dans ces cas le lifting ne se remarque pas : on trouvera simplement que la patiente est « en pleine forme », semble rajeunie parce qu'elle a dû aller en vacances, ou encore qu'elle a dû se faire couper les cheveux différemment. Voici les remarques que l'on fait en général après un lifting que j'appelle réussi. C'est pourquoi, je ne le répéterai jamais assez souvent, le chirurgien peut répondre à toutes les demandes des patientes à condition qu'elles soient très clairement exprimées. Le chirurgien établira avec précision votre profil et en général répondra à vos souhaits.

Quelle est la durée d'un lifting ?

La question ne devrait pas être posée en ces termes. Le lifting a pour but de retirer la peau en excès mais il ne lutte pas contre le vieillissement hélas inéluctable de la peau. La peau continue de vieillir en fonction de l'état général, vasculaire, cardiaque, hormonal, et du stress. Donc cet état varie d'une patiente à l'autre et le lifting peut tenir plus ou moins longtemps en fonction de l'état général des patientes.

En général, la durée d'un lifting normal est d'environ huit ans. Mais le plus important n'est pas la durée d'un lifting car, bien entendu, le lifting ne va pas se relâcher en quelques secondes après huit ans, la peau va légèrement se relâcher au fil du temps ; ce qui est important est ainsi de savoir que le décalage obtenu grâce au lifting persistera toujours et que dans quinze ans on verra toujours ce même décalage sur ce visage qui a l'air beaucoup plus jeune que son âge. Voici une donnée essentielle à prendre en compte.

Le lifting fragilise-t-il la peau ?

Non, la peau est décollée dans un plan assez profond pour garder toutes ses connexions vasculaires et nerveuses. Il n'y a donc pas de fragilisation de la peau après un lifting. Quelquefois même on a vu une amélioration de la qualité de la peau, d'après certains chercheurs par réactivation des fibres collagènes génératrices des cellules.

À partir de quel âge peut-on envisager un lifting ?

L'âge moyen des premiers liftings a considérablement diminué en une quinzaine d'années car l'état d'esprit des femmes a changé.

Aujourd'hui les femmes préfèrent bénéficier d'un lifting dès qu'il y a un excès de peau et ne pas attendre. Peut-être les impératifs professionnels, la compétition et les luttes les poussent-elles à être le plus compétitives possible sur le plan physique.

Bien entendu un chirurgien doit veiller à ne pas laisser les patientes tomber dans l'excès. Mais en général une bonne connaissance du psychisme de nos patientes permet d'apprécier les demandes que l'on peut prendre en charge et celles pour lesquelles il y a un investissement démesuré et qui ne seront probablement jamais satisfaites.

Un chirurgien expérimenté se rend compte très vite de la différence entre ces types de demandes bien différentes.

En ce qui concerne la limite d'âge supérieur: il n'y a pas de limite supérieure, seul l'état général, cardiaque, vasculaire, et l'état de la peau permettent de fixer une limite à ce type d'intervention. J'ai souvent vu des femmes de 82 ans, 84 ans et parfois plus, me demander un lifting. J'ai toujours été amusé par le psychisme de ces femmes. Ce sont des femmes incroyablement décisionnaires, volontaires, qui ont l'air de prendre tout en main et qui ont décidé seules leur intervention.

Un lifting fait précocement permet-il d'assurer un rajeunissement plus durable ?

Oui, parce que la vascularisation est encore jeune, elle est donc de meilleure qualité, la peau sera donc mieux hydratée : effectivement, un lifting pratiqué jeune retarde, et de beaucoup, l'âge du second lifting.

Existe-t-il des contre-indications au lifting ?

Oui, tout d'abord des contre-indications d'ordre médical telles que des incidents cardiaques, vasculaires, allergiques ou autres. Les examens de sang et la consultation d'anesthésie permettront de détecter ce type de contre-indication.

Il peut aussi exister des contre-indications tenant au lifting lui-même, c'est-à-dire à une demande exagérée et irréalisable.

Enfin il peut exister aussi des contre-indications d'ordre psychologique: ce sont les attentes démesurées des femmes fragiles ou dépressives qui attendent d'un lifting un traitement des causes de leur dépression. Un lifting ne traite pas les bleus de l'âme.

Quel avenir pour le lifting ?

La maintenance

Il arrive souvent que des femmes me demandent, quatre ou cinq ans après leur premier lifting, « une petite pince », non pas parce que le premier lifting n'a pas tenu mais parce que ces patientes veulent maintenir leur résultat inchangé le plus longtemps possible. Ne voulant pas que s'installe le relâchement naturel, elles me demandent une petite remise en tension, très partielle, juste au niveau de l'ovale ou du cou. Ce sont des petits gestes très courts que l'on peut réaliser sous anesthésie locale et qui permettent de faire durer le plus longtemps possible le résultat. Ces petites interventions que j'appelle « maintenance » sont aussi indiquées sur des femmes jeunes qui n'ont pas réellement assez de peau pour faire un lifting mais qui désirent tout de même un rafraîchissement de leur visage.

Quant à l'avenir du lifting lui-même, je l'ai dit dans mon introduction, je suis un peu effrayé et quelquefois pessimiste en voyant le nombre de personnes qui ont obtenu des résultats de lifting figés, qui ont perdu toute expression. Ceci m'effraye d'autant plus que sur le plan international je vois des femmes venues de différents pays, aussi bien des États-Unis que des pays d'Europe centrale ou des pays asiatiques, me demander uniformément des liftings conformes à des normes. Oui, cela m'effraye mais encore une fois j'espère que le bon sens réagira vite et qu'on ne laissera pas la beauté se déshumaniser.

Mon point de vue sur le lifting

****

Une mise en garde : au cours de mes consultations on me demande de plus en plus souvent des « petits liftings ». Je n'aime pas les dénominations des liftings qui servent de slogan publicitaire comme *soft lift* ou mini-lifting. Par contre, l'esprit du lifting léger est intéressant quand il correspond à des entités anatomiques ou chirurgicales. Le principe est le même : un lifting partiel, limité uniquement à la région de l'ovale ou du cou ou aussi à la région temporale. Vouloir un petit lifting signifie aussi désirer un lifting aux suites rapides et au résultat naturel. Je pense que le plus important, lorsque vous désirez une opération de rajeunissement, est d'expliquer avec précision les différents points qui vous tiennent à cœur et surtout vos craintes, plutôt que de vouloir vous inscrire dans une terminologie de « liftings à la mode ».

Lorsque l'indication est bien posée, ces liftings donnent d'excellents résultats. Je les conseille vivement. Mais seulement lorsque l'indication est bien posée. Cela veut dire que le relâchement de peau ne doit pas être très important, ou bien encore que la patiente est jeune.

Cependant, lorsque le relâchement est bien visible, une mise en tension partielle de la peau (au niveau de l'ovale, par exemple) donnera nécessairement des plis qui se formeront au-dessus ou au-dessous de la zone tendue, des plis inesthétiques ; ou bien alors, si l'on veut éviter ces plis, le chirurgien sera obligé de très peu tendre la peau et le résultat risque donc d'être très insuffisant et peu durable. Il faut accepter une cohérence entre la demande et le résultat désiré.

Mais pourquoi certaines patientes demandent un « petit lifting » alors qu'il existe un réel relâchement de la peau du visage et une indication de lifting cervico-facial classique ? C'est, je le crois, parce qu'elles ont peur d'être figées ou d'avoir des suites lourdes. Je voudrais dire dans cette mise en garde que cette crainte n'est pas justifiée aujourd'hui car il est tout à fait possible et réalisable de pratiquer un lifting classique cervico-facial avec des suites rapides (deux ou trois jours) et des résultats naturels ; ces résultats seront tellement plus harmonieux !

Mon conseil : prendre son temps, revoir son chirurgien et établir parfaitement avec lui votre demande, cela évitera des déceptions postopératoires.

À retenir : un lifting cervico-facial classique intéressant tout le visage est d'emblée très agréable à regarder et donne des suites rapides (quelques jours) alors qu'un lifting partiel risque de donner des plis qui pourraient persister quelques semaines.

LA PAUPIÈRE SUPÉRIEURE

LA DEMANDE

L'intervention sur les paupières supérieures est très demandée. En effet, physiologiquement, on sait que le relâchement de la peau se place en premier lieu au niveau des paupières supérieures. De plus, c'est une opération gratifiante car les résultats sont rapides et spectaculaires, au prix d'une intervention très peu traumatisante. La paupière supérieure commence à se relâcher en moyenne dès l'âge de 35 ou 40 ans, mais cette intervention est aussi demandée par des femmes beaucoup plus jeunes car il existe un facteur héréditaire au relâchement cutané des paupières supérieures. On retrouve effectivement souvent un père ou une mère qui a les paupières supérieures très relâchées et auquel ou à laquelle la patiente aimerait ne pas ressembler. « Vous avez tué mon père », m'a dit un jour en plaisantant une psychiatre après son intervention. Je lui avais en effet retiré un excédent de peau au niveau des paupières supérieures qu'elle avait hérité de son père et avec lequel elle entretenait probablement des rapports conflictuels.

Au niveau des paupières supérieures, l'excès de peau se situe le plus souvent au tiers externe des paupières. Son importance est variable mais quelquefois l'excès de peau est considérable et peut même basculer au-dessus des cils et venir gêner la vue. L'opération prend alors une allure beaucoup plus thérapeutique qu'esthétique. Certaines fois, cet excès de peau intéresse toute la paupière supérieure et forme un double repli particulièrement visible et qui alourdit la paupière supérieure. Au cours de la première consultation, le chirurgien met parfaitement en évidence cet excès de peau et montre de manière précise les résultats qu'il est possible d'obtenir par la chirurgie. Il faut aussi préciser que l'intervention des paupières supérieures est assez souvent demandée en même temps qu'un lifting cervico-facial, de manière à harmoniser le résultat esthétique.

Les hommes: ces opérations sont souvent demandées par des hommes mais en général ils attendent que l'intervention soit vraiment « nécessaire », c'est-à-dire lorsque l'excès de peau gêne même la vue, pour que ce ne soit pas une simple « coquetterie ».

LES ASPECTS TECHNIQUES

L'intervention consiste donc à retirer cette peau en excès. Un des temps les plus importants de l'intervention est la mesure exacte de cet excès de peau. En effet, les patients nous demandent souvent: *« Est-ce que cette opération va modifier le regard, est-ce que cette opération va me donner des yeux un peu tirés en dehors ou en amande? »* Non, bien entendu, l'opération consiste uniquement à retirer l'excès de peau et rien de plus. Mais si une patiente nous demande de remonter le coin externe de ses yeux, ou d'avoir les yeux en amande, ceci est tout à fait réalisable, certes, mais ce n'est pas du tout inéluctable.

Je reviens à ce moment particulier qu'est la mensuration de l'excès de peau des paupières. Vous êtes donc en salle d'opération, non pas en position allongée mais assise, parce que c'est assis que l'on peut évaluer l'excès de peau. Ensuite le chirurgien vous demande de fermer les yeux et, avec des pinces préalablement trempées dans de l'encre, il mesure, en le marquant de petits points, l'excès de peau pris entre les deux mords de la pince *(dessin ci-dessous).* Ce temps de

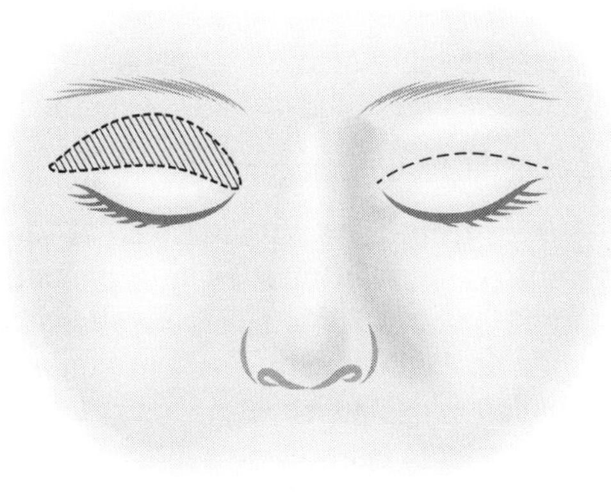

Tracé de l'excès de peau et suture

l'intervention est fait avec une grande précision. C'est à ce moment-là que l'on décide, selon les désirs de la patiente, soit d'en rester là et de retirer uniquement ce qui dépasse, soit de retirer un petit peu plus de peau en dehors de manière à donner une petite remontée du coin externe des paupières. Encore une fois, la modification du regard n'est pratiquée qu'à la demande de la patiente. Elle n'est pas due au hasard. Il arrive très souvent qu'en prenant les mesures on constate que l'excès de peau dépasse en dehors de l'angle externe de l'œil. Dans ce cas, il faut prolonger la cicatrice en dehors de l'angle externe de l'œil. Cette cicatrice prolongée en dehors est très peu visible pendant trois ou quatre jours et elle finit par disparaître car le chirurgien saura la dissimuler dans la ride normale de la patte d'oie.

Il est important de savoir qu'il existe très fréquemment une asymétrie des paupières, ce qui entraîne bien entendu des cicatrices d'une longueur différente. Ces différentes longueurs de cicatrice inquiètent parfois les patientes, qui croient que le travail n'a pas été fait symétriquement. Effectivement, les cicatrices ne sont jamais symétriques ou très rarement.

Une fois les mensurations prises en position assise, vous vous allongez, les marques (petits points) imprimées avec les pinces à griffes sont repassées au crayon dermographique afin d'être bien imprimées sur la peau. Le chirurgien pratique une anesthésie locale de la paupière supérieure. Cette anesthésie locale permet de ne rien ressentir et facilite un décollement de la peau par rapport au muscle. La patiente peut avoir choisi une intervention :

– soit sous anesthésie générale mais très légère (juste une simple perte de conscience, ce qui vous permet de ne rien sentir et de sortir le jour même) : c'est le type d'anesthésie le plus souvent choisi ;

– soit sous anesthésie purement locale.

Quel que soit le type d'anesthésie choisi, il y a toujours une infiltration entre la peau et les muscles de manière à bien décoller la peau. Ensuite le chirurgien n'a qu'à suivre les marques de son crayon et le reste de l'intervention n'est que routine : décollement de la peau, coagulation des petits vaisseaux et fermeture. Souvent, il existe aussi dans le coin interne une petite poche graisseuse qu'il convient de retirer. La suture doit être très fine afin d'être peu visible, de toute manière elle est située dans les plis et ne se voit pas lorsque les yeux sont ouverts; lorsque les yeux sont fermés elle ne se remarque que pendant quelques semaines puis finit par disparaître.

Pendant l'intervention, afin de ne pas avoir les yeux blessés par la lumière, une pommade épaisse est appliquée sur eux pour filtrer les rayons et ne pas blesser la cornée. Vos yeux sont donc fermés, vous ne voyez rien. Une fois les mensurations prises, l'intervention dure entre vingt minutes et une demi-heure. La suture est pratiquée par un surjet intradermique, c'est-à-dire une suture souterraine réalisée par un fil qui passe dans l'épaisseur de la peau. Lorsque l'intervention est terminée, on place des petites compresses imbibées d'eau fraîche sur les yeux pendant quelques heures de manière à éviter un gonflement ou des petites bulles. Ce léger pansement est retiré une ou deux heures après l'intervention. La sortie est en général prévue en début d'après-midi, en tout cas quatre ou cinq heures après l'intervention.

EN PRATIQUE

Au cours des premières consultations, un bilan préopératoire *(voir « Annexes », page 155)* est demandé, comme avant toute intervention chirurgicale. Il comporte des photos, des examens de sang et un traitement préopératoire. Je donne habituellement préventivement un traitement homéopathique avant toute opération afin peut-être d'éviter les bleus. Les suites opératoires sont très rapides et très peu marquées.

Le séjour en clinique se déroule de la même manière que pour une autre intervention. On vous attribue une chambre. Bien entendu vous devez retirer tout vêtement et tout bijou afin d'éviter toute brûlure en lien avec la coagulation des petits vaisseaux qui a lieu pendant l'intervention. Bien entendu aussi vous vous regardez un petit moment devant le miroir en vous disant: *« Est-ce bien nécessaire ? »* mais ici il y a moins d'investissement psychomorphologique que pour un lifting et en général l'opération est plus facilement acceptée. Puis on revient vous chercher avec un lit à roulettes et on vous conduit en salle d'opération. Après intervention, vous restez quelque temps en salle de réveil – la durée sera fonction du type d'anesthésie qui a été choisi – et vous pourrez retourner dans votre chambre avec ce léger pansement sur les yeux.

Dans votre chambre

Au niveau des yeux il existe un discret gonflement, quelquefois la paupière est légèrement rouge, il faut arrêter les pansements sur les yeux deux heures après. L'œdème et les bleus sont, d'une part, peu fréquents, et, d'autre part, jamais réellement symétriques. Il arrive dans certains cas que ces bleus « descendent » jusqu'aux paupières inférieures. Ceci est rare mais peut arriver et n'est pas inquiétant. Le port de lunettes teintées est conseillé pendant cette période postopératoire et le retour à la normale se voit après trois ou quatre jours. Il est recommandé de se faire accompagner par un proche pour le retour ou, si vous êtes seule, de prendre un taxi afin de retourner à votre domicile.

Après l'intervention

Les suites sont en général simples et sans aucun problème. Les fils sont retirés au quatrième ou cinquième jour et les résultats sont, dans la majorité des cas, rapides. Lorsque l'on retire ces fils il n'y a en général plus ou pas d'ecchymose et pas d'œdème. Il faut noter qu'il peut arriver que les paupières soient plus gonflées le deuxième ou troisième jour que le jour même de l'intervention. Ce phénomène n'a aucun caractère inquiétant car l'œdème diminue rapidement et ne change rien à la durée finale des suites opératoires.

Une fois les fils retirés, le maquillage n'est pas permis tant que la suture n'est pas entièrement fermée. Le maquillage devient possible à partir du onzième jour après l'intervention. Mais dès les premiers jours après l'intervention on constate que la cicatrice est bien située à l'intérieur du pli et donc invisible quand les yeux sont ouverts. Lorsque la cicatrice dépasse le coin externe des yeux, elle est bien dissimulée dans une ride de la patte d'oie et disparaît après quelques semaines.

LES COMPLICATIONS POSSIBLES

Elles sont très rares.

Une insuffisance de résection de la peau, c'est-à-dire la permanence d'un petit repli de peau, peut arriver, mais cela est de toute façon facile à reprendre ; souvent il faut attendre quelques mois le dégonflement des paupières, en général tout rentre dans l'ordre.

Par contre, un excès de résection de la peau, qui se produit si trop de peau a été retiré, est gênant ; avec le temps et à force de fermer les yeux cette anomalie disparaît mais je pense que cette complication ne doit pas se rencontrer si l'on a pris correctement les bonnes mesures avant l'intervention.

Mon point de vue sur la chirurgie esthétique des paupières supérieures

****

C'est une intervention réalisée avec une grande précision qui donne d'excellents résultats.

Je conseille souvent cette intervention comme première approche de... la chirurgie esthétique du visage... et de son chirurgien.

Quelquefois les patientes me font part d'une crainte : *« Est-ce que cette intervention risque de changer le regard ? »* Non et non ! Cette intervention ne change aucunement le regard lorsque les mensurations de la peau à retirer sont bien prises avant l'intervention. Il n'y a dans ce cas aucune crainte de modifier le regard, sauf, bien entendu, si la patiente demande elle-même des yeux légèrement en amande ou légèrement tirés.

LA PAUPIÈRE INFÉRIEURE

LA DEMANDE

Au niveau de la paupière inférieure, il existe deux types de déformations à corriger. Quelquefois isolées, et quelquefois concomitantes :

– d'une part, l'existence de poches graisseuses que l'on appelle aussi des « hernies » ou « valises » ;

– d'autre part, l'existence de rides, souvent des rides d'expressions, qui se continuent avec les rides de la patte d'oie.

Ces deux déformations peuvent se traiter soit dans le même temps opératoire, soit de manière isolée. Souvent nos patientes préfèrent faire retirer uniquement leurs poches graisseuses et garder leurs rides ou simplement les diminuer parce qu'elles font partie de leurs expressions.

Les opérations des paupières inférieures peuvent donner des suites opératoires un petit peu plus marquées : gonflements, bleus pendant trois ou quatre jours.

LE TRAITEMENT DES POCHES GRAISSEUSES

LES ASPECTS TECHNIQUES

C'est une intervention qui est demandée par des patientes de tout âge. On retrouve souvent des patientes relativement jeunes, 20 ans, 25 ans, qui ont hérité, souvent de leur père, des poches graisseuses. Ces femmes viennent nous voir, très ennuyées, car on leur dit : *« Tu as l'air fatiguée, tu sors un peu trop le soir »,* ou encore : *« Tu as l'air d'avoir bu un petit peu trop hier soir »,* et pourtant ces patientes mènent une vie normale, ne sont pas sorties la veille de la consultation et ont toujours cet air fatigué. Elles ont simplement hérité de manière injuste de poches graisseuse *(dessins ci-dessous).* À l'inverse d'un lifting ou d'une opération des paupières supérieures où l'entourage de la patiente n'est pas toujours coopérant, dans ce cas précis, il comprend cette demande d'intervention. L'opération dure une demi-heure et est pratiquée en ambulatoire, c'est-à-dire que les patientes ressortent le jour même. C'est une intervention souvent demandée par les hommes car ces poches leur donnent, à eux aussi, un « air fatigué ».

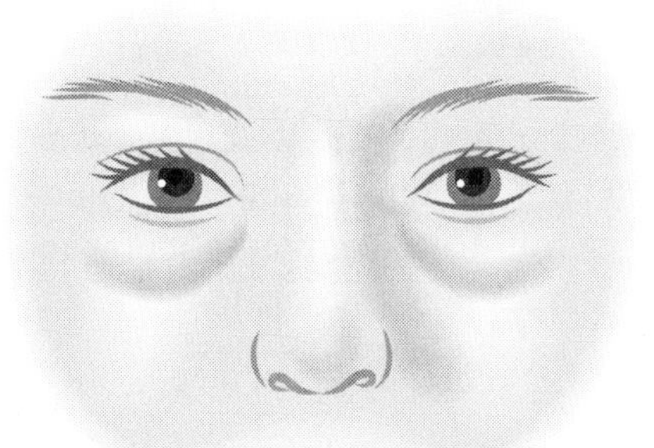

Avant l'intervention, présence de poches graisseuses

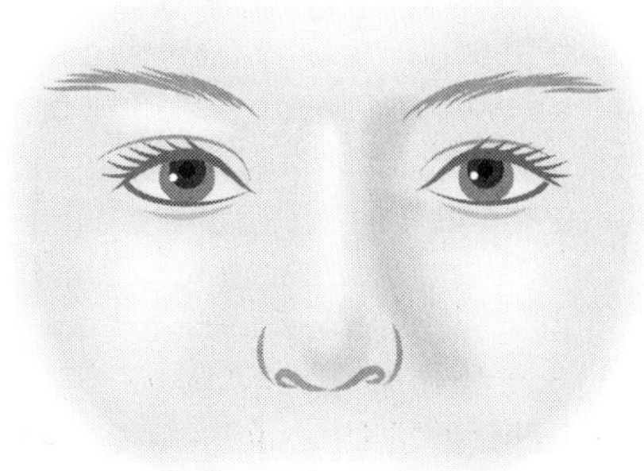

Après l'intervention

EN PRATIQUE

En consultation le chirurgien examine vos poches, vous fait remarquer, comme cela est toujours le cas, qu'elles ne sont pas symétriques, il y a souvent un côté bien plus marqué que l'autre. Ensuite le chirurgien vous parlera de la voie, c'est-à-dire de la manière d'aborder ces poches. Il existe une voie classique, par une incision située au niveau des cils donc totalement invisible, ou bien une voie que l'on appelle « transconjonctivale » qui permet d'aborder ces poches par l'intérieur, au niveau de la conjonctive. En général, lorsque les poches sont importantes la voie externe est choisie ; la voie transconjonctivale est réservée à des poches médianes et d'importance moyenne. La voie classique, c'est-à-dire l'incision située au niveau des cils, permet un décollement de la peau et donc une légère amélioration des rides.

Le type d'anesthésie a été choisi avec votre chirurgien. Au niveau des paupières inférieures il est possible de réaliser :

– soit une anesthésie locale pure associée bien sûr à une prémédication qui assure une bonne détente ; dans ce cas on peut quitter la clinique quelques heures après l'intervention, il vaut mieux être accompagné ;

– soit une anesthésie locale associée une diazanalgésie, c'est-à-dire une anesthésie très légère au cours de laquelle vous perdez conscience pendant le temps opératoire sans que soit effectuée de réelle anesthésie générale ; ce type d'anesthésie permet de quitter la clinique quatre à six heures après l'intervention, accompagné bien entendu. C'est le type d'anesthésie le plus demandé.

Dans tous les cas il faut donc sortir accompagné et ne pas habiter trop loin de la clinique.

Une fois la décision opératoire prise, un bilan préopératoire *(Voir « Annexes », page 155)* est pratiqué comme avant toutes les interventions chirurgicales. Il consiste à faire des examens de laboratoire afin de voir si le sang coagule normalement, à prendre aussi un traitement préopératoire comportant des antibiotiques et des antiœdèmes, à faire des photos qui mettent en évidence les poches en baissant légèrement la tête et en regardant en l'air, et enfin à consulter l'anesthésiste, quel que soit le type d'anesthésie choisi.

Le jour de l'opération

Déroulement de l'intervention : une fois rentré en clinique et une fois dans votre chambre vous devez vous déshabiller complètement et retirer tout corps métallique et tout habit qui risque d'être conducteur et donc à l'origine de brûlures. On vous donnera une blouse légère que vous portez pour entrer en salle d'opération. Une personne vient vous chercher pour vous conduire en salle d'opération sur un lit roulant. Une prémédication vous a été donnée dans votre chambre avant votre entrée en salle d'opération. Une fois l'anesthésie réalisée, le chirurgien trace les incisions selon la technique qui a été définie au cours de la consultation. L'incision est réalisée au niveau de la peau ; par la suite, grâce à une légère pression au niveau de la paupière inférieure, la graisse sort par les incisions et est retirée. Une légère douleur, qui dure quelques secondes, peut survenir sous anesthésie locale lorsqu'on retire cette graisse. Une fois la graisse retirée, les sutures sont faites de manière très fine et invisible, puis un pansement est posé sur la paupière inférieure et gardé environ une heure.

Fin de l'intervention : on vous raccompagne dans votre chambre. Selon l'état de gonflement et d'ecchymoses de vos paupières inférieures le pansement est soit retiré soit laissé encore une heure ou deux avant votre sortie. Selon la durée d'élimination des produits, la sortie est prévue entre trois et cinq heures après l'intervention, accompagnée si vous habitez non loin de la clinique. Sinon il vaut mieux rester hospitalisé, vous serez alors sous la surveillance permanente d'infirmiers compétents.

Les suites opératoires

Je l'ai dit, les ecchymoses sont plus fréquentes au niveau des paupières inférieures que des paupières supérieures. Le résultat peut être apprécié dans les quelques jours qui suivent sauf si un œdème cache le résultat définitif. Il peut arriver aussi que l'œdème soit plus important dans les jours qui suivent qu'après l'intervention, ceci n'est pas alarmant : les bleus vont disparaître, ils disparaissent toujours même si certaines patientes sont très inquiètes après l'intervention, pensant que leur état peut persister longtemps. Ensuite les fils sont retirés au quatrième ou cinquième jour, en général c'est également le moment où les bleus ont disparu ; on voit déjà que les poches graisseuses n'existent plus et que la cicatrice est pratiquement invisible. Un contrôle est réalisé après deux ou trois mois.

LES COMPLICATIONS POSSIBLES

Tout d'abord un œdème ou des ecchymoses, des bleus, dépassant rarement le septième jour.

Il peut arriver aussi très rarement un hématome, constitué par une poche de sang due à un petit vaisseau qui éclate. Cette complication survient en général le soir même de l'intervention. L'hématome est une complication très rare, il se manifeste par une douleur importante au niveau de la paupière inférieure. Les patients en avertissent l'infirmière qui prévient le chirurgien qui drainera cet hématome.

LES RIDES DE LA PAUPIÈRE INFÉRIEURE

C'est une opération délicate. Au cours des consultations, nos patientes nous montrent ce qu'elles désirent : avec leur index posé sur la paupière inférieure, elles remontent la peau vers le haut et nous montrent une paupière inférieure parfaitement lisse. Ce résultat n'est pas possible à obtenir par une simple résection de peau car ce geste risque de modifier le regard et de faire descendre légèrement la paupière inférieure vers le bas. C'est pour cela que le chirurgien associe à cette manœuvre une remontée des muscles et une fixation vers le haut, ce qui permet d'éviter l'éversion de la paupière vers le bas. Cette opération est souvent pratiquée avec un lifting de la région temporale qui permet alors de mieux placer la peau.

Il existe des moyens plus « doux » dont l'efficacité est variable : des soins ou des actes locaux pour diminuer les rides : peeling chimique ou au laser (brûlures superficielles), ou des injections de comblement. Mais encore une fois c'est une localisation très délicate où il faut être très prudent.

Sur la coloration même des cernes il n'y a pas de traitement réellement performant mais le seul fait de retirer les poches qui donnent une ombre au-dessous peut diminuer cette coloration.

Mon point de vue sur la chirurgie esthétique des paupières inférieures

****

Au niveau des paupières inférieures trois situations peuvent se présenter :

– la première situation est l'existence de poches graisseuses : l'intervention est largement conseillée, la graisse est retirée et le résultat est en général excellent ;

– la deuxième situation est l'existence de rides au niveau des paupières inférieures : ces rides sont souvent des rides d'expression et, si elles ne sont pas très importantes, je conseille de les accepter. On peut les atténuer par des injections d'acide hyaluronique (produit de comblement résorbable), par des peelings chimiques (brûlure superficielle) ou des peelings au laser (brûlure superficielle mais plus profonde). Mais vouloir une intervention chirurgicale qui consiste à retirer de la peau pour obtenir des paupières inférieures lisses risque fort de modifier le regard. Je ne conseille pas cette intervention de manière isolée ;

– la troisième situation est l'existence de rides, mais aussi avec un relâchement de peau : traiter ces rides et ce relâchement de peau doit se concevoir dans le contexte d'une intervention plus large comportant un geste associant une opération des paupières inférieures à un lifting de la région malaire (pommette).

L'OPÉRATION DU NEZ (OU RHINOPLASTIE)

LA DEMANDE

Que peut-on modifier au niveau d'un nez ?

– un nez important dans son ensemble ou disharmonieux ;
– une bosse au niveau de l'arête du nez ;
– une pointe trop importante par rapport au reste du nez ;
– un nez dévié ;
– un nez asymétrique dont les deux côtés ne sont pas identiques ;
– un nez qui a déjà été opéré et qui présente des imperfections.

À qui s'adresse cette intervention ?

En général, cette intervention est demandée par des hommes et par des femmes dans des tranches d'âge entre 18 et 30 ans. On rencontre aussi certaines femmes aux alentours de 40 ou 50 ans qui, après avoir accepté leur nez pendant plusieurs dizaines d'années, ont une envie subite de franchir le pas et de se faire opérer. Il est intéressant de voir en quoi la demande de rhinoplastie a changé depuis quelques années. Il y a encore un peu plus de dix ans, les personnes venaient se faire opérer car leur nez leur semblait inesthétique et elles désiraient qu'il soit plus joli ou conforme à certaines normes de beauté. Aujourd'hui la demande a totalement changé, il ne s'agit plus d'une demande de beauté en rapport avec des normes, il ne s'agit plus de vouloir s'inscrire dans un critère de beauté ; la demande la plus fréquente est : *« Mon nez me donne un air trop sévère, trop dur, qui n'est pas en rapport avec mon intérieur, je suis gaie, j'ai envie de sourire et je vois dans le regard des autres que j'ai une apparence sévère ou quelquefois méchante, ce que je ne suis pas. »* La demande est beaucoup plus subtile, elle s'appuie simplement sur un désir d'harmoniser son être avec son paraître.

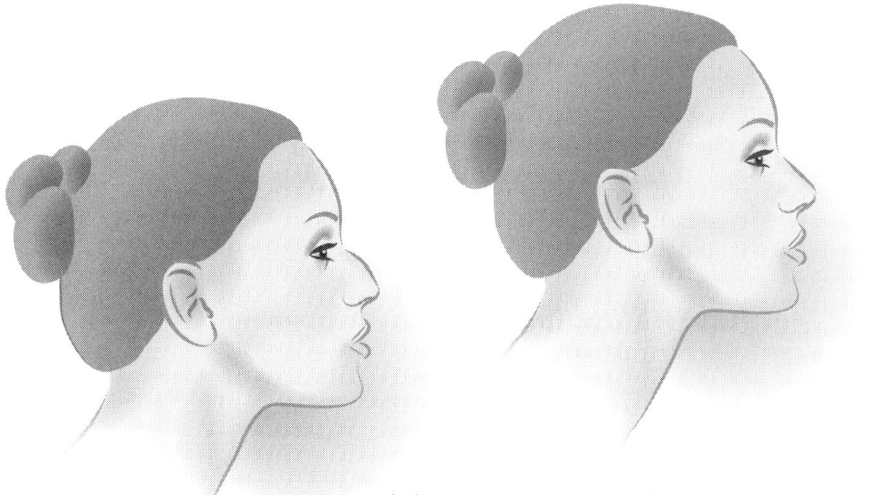

Avant et après l'intervention

Et bien entendu, les techniques ont aussi évolué, ou tout au moins se sont affinées, sont plus précises, et permettent de répondre à ces demandes bien plus mesurées et moins excessives.

Chez l'homme, la demande est différente. Les hommes sont souvent des enseignants de classe secondaire ou universitaire qui trouvent que les regards de leurs étudiants et de leurs étudiantes convergent un peu trop vers leur nez pendant leurs cours. Il s'agit, dans ce cas, d'une demande de normalité et non de beauté.

À partir de quel âge peut-on se faire opérer du nez ?

Il est convenu d'attendre l'âge de 18 ans pour se faire opérer. On estime qu'à 18 ans le nez a atteint sa forme définitive et on peut alors le modifier. Des études menées il y a plus de quinze ans ont montré qu'on pouvait opérer des patients plus jeunes si l'on savait éviter certaines « zones fertiles » qui pourraient peut-être modifier la croissance du nez. Ces zones ne concernent pas la bosse nasale ni les cartilages de la pointe. Lorsque le chirurgien sait éviter ces zones, il lui est donc possible d'opérer des adolescents bien plus jeunes, en général après la puberté. Bien entendu, il faut avertir les jeunes gens qu'une retouche pourrait être possible mais cela vaut bien mieux que d'entrer dans une vie sociale avec certains complexes qui marquent beaucoup l'adolescence. Je pense qu'en ce qui concerne les jeunes, la vraie indication aujourd'hui se pose sur l'incidence psychologique qui a motivé cette demande. La demande doit provenir du patient ou de la patiente et non de son entourage, surtout familier, qui pour des raisons autres pourrait le ou la pousser à subir cette intervention. Je suis toujours et depuis de nombreuses années très ennuyé lorsque je vois un adolescent qui demande une opération du nez sous la pression insistante d'un parent, généralement sa mère. *« Tu vas enfin être beau (ou belle) ! »*

Quel est l'âge limite supérieur pour cette intervention ?

Il n'y a pas d'âge limite. Lorsque l'état général, cardiaque, vasculaire est bon, l'opération peut être pratiquée, le seul impératif est l'état de la peau. Lorsque la peau est épaisse on ne peut pas trop réduire le nez car cette peau a besoin de soutien. Mais en général, les patientes de l'âge de 60 ans et plus ne demandent pas une grande correction du nez, elles désirent juste un relèvement léger de leur nez qui commence à chuter avec l'âge, ou simplement retirer une bosse qui leur donne un air sévère, ce qu'elles ne sont pas.

La décision de se faire opérer

Pour une demande provenant essentiellement d'adolescents, d'hommes et de femmes relativement jeunes, le rôle de l'entourage est très important avant et après intervention.

Il est évident que la personne qui se fait opérer le nez sait très bien :

- qu'il s'agit d'une intervention ;
- que toute intervention comporte des risques ;
- qu'elle doit subir une anesthésie ;
- qu'elle sera gonflée pendant quelque temps...

Et si le ou la patiente a décidé de se faire opérer c'est que les motivations sont supérieures à ces risques.

Ces motivations se nourrissent du regard des autres, des petites remarques émises tout à fait innocemment. Quelquefois l'entourage n'est pas favorable à cette intervention ; cela est mal ressenti, d'autant plus que ces arguments sont aujourd'hui dépassés et ne sont fondés sur aucune réalité. On entend trop souvent :

« Tu vas avoir un petit nez qui n'ira pas avec ta personnalité, tu vas changer, on ne va plus te reconnaître. » Toutes ces affirmations sont fausses car aujourd'hui un chirurgien habitué à la chirurgie du visage saura faire un nez harmonieux et non pas un nez, comme on le voyait il y a quelques dizaines d'années, stéréotypé !

Il arrive aussi que l'attitude de l'entourage soit très difficile à supporter après l'intervention. En effet, lorsque l'on retire le pansement après l'intervention, les patientes n'ont pas une idée bien précise sur leur nez, les mots les plus anodins sont réellement gravés dans leur cerveau. Il faut donc faire attention aux moindres remarques dites à l'emporte-pièce : *« Oui, il est beau mais je le trouve un peu... »* ou *« un peu trop... »*. Il faut se garder de ce genre d'avis à moins qu'il n'y ait un réel problème.

Une personne opérée est très fragile, tout avis doit être bien pesé car il peut atteindre le psychisme de l'opéré alors que la forme du nez est obtenue en général deux mois après l'intervention. Il faut savoir attendre le dégonflement du nez avant de pouvoir donner une opinion définitive.

LES ASPECTS TECHNIQUES

L'opération se déroule sous anesthésie générale avec intubation. L'intervention dure environ une heure trente lorsqu'il s'agit d'une rhinoplastie complète, c'est-à-dire concernant aussi bien la bosse nasale qu'une plastie de la pointe. Il est aussi possible d'effectuer une rhinoplastie sous anesthésie locale si certains patients préfèrent ce type d'anesthésie. L'anesthésie locale n'est pas douloureuse mais incommode quelquefois certaines personnes. L'intervention sur le nez a quelque chose de magique : elle ne laisse, dans les cas classiques, aucune cicatrice extérieure. Tout se passe par l'intérieur et on obtient après quelques semaines un nez naturel, normal, qui peut changer beaucoup de choses dans la vie des opérés.

Certains chirurgiens préfèrent une voie qu'on appelle « voie ouverte », et pratiquent une incision au niveau de la columelle qui est la partie située entre les deux narines, avec un petit débordement au niveau des ailes narinaires.

Dans sa forme classique, l'intervention consiste donc à pratiquer une incision à l'intérieur du nez, et, grâce à des petits instruments très fins et à une lumière oblique qui permet d'éclairer l'intérieur du nez, la peau est décollée par rapport aux os et la bosse est retirée à l'aide d'un petit burin. Une fois la bosse retirée, le deuxième temps de l'intervention consiste à ramener les deux os, le droit et le gauche, vers l'intérieur pour diminuer la largeur du nez, sans obtenir un nez trop fin bien entendu. Le troisième temps consiste à effectuer une plastie de pointe, c'est-à-dire à diminuer, lorsque cela est nécessaire, la largeur de la pointe de manière à atteindre une harmonie avec la partie osseuse. Enfin, un dernier temps concerne la cloison nasale si le nez est dévié.

La cloison doit être mise en rectitude. L'intervention consiste à la libérer de ses attaches et à la placer en position médiane.

Lorsque les narines sont larges on peut, dans le même temps, diminuer la largeur des narines par des incisions très discrètes qui sont bien dissimulées dans les plis des narines. Si l'on préfère attendre la forme définitive du nez, ce temps opératoire au niveau des narines peut être pratiqué ultérieurement à l'opération.

Ensuite les incisions internes sont refermées avec un fil résorbable qui disparaît après dix à quinze jours.

Des mèches sont introduites à l'intérieur des narines de manière à bien maintenir la muqueuse à sa place. Ces mèches sont retirées le lendemain de l'intervention et quelquefois au deuxième jour s'il existait une déviation nasale.

Ensuite un pansement est placé au-dessus du nez pour maintenir les os à leur place comme après une fracture de quelque autre endroit du corps. Il a aussi un rôle antiœdème. Ce pansement est gardé en général une semaine. Quelquefois, selon les cas, il peut être gardé dix à quinze jours.

Peut-on tout modifier dans un nez et obtenir « à la demande » tout ce que l'on veut ?

Non, le chirurgien peut modifier à volonté l'importance des os propres du nez, l'importance du cartilage de la cloison et de la pointe ; mais il n'a aucune possibilité d'action sur la peau. Il faut bien comprendre que lorsque l'on pratique une intervention sur le nez on va, dans les cas habituels, diminuer le volume du nez en général, mais nous ne pratiquons, dans ces cas habituels, aucun acte sur la peau. La peau va donc se placer sur la nouvelle structure du nez. C'est d'ailleurs le rôle du pansement de maintenir cette peau dans sa nouvelle position.

Lorsque l'on est jeune, 20 à 30 ans, la peau a un pouvoir naturel de rétraction important. Mais lorsque la peau est plus épaisse ou plus molle et que l'on a 40 ans ou plus, elle risque de ne pas se rétracter parfaitement et de former ce que l'on appelle le « bec de Corbin » ou la « boule du bout », que l'on voit beaucoup moins aujourd'hui. Car le chirurgien sait prévenir ce type de mauvaise rétraction et saura proposer à la patiente de ne pas trop diminuer son nez. Il est évident qu'après 30 ans la peau est en général moins souple et a un pouvoir de rétraction moins important. Il convient donc après 30 ans, à partir de 35 ans, de savoir modifier un nez sans trop le diminuer.

La rhinoplastie a-t-elle progressé ?

Oui, ce sont beaucoup plus des raffinements que des progrès. Les techniques qui ont été décrites il y a quelques dizaines d'années sont toujours d'actualité mais des raffinements ont été décrits. Je pense que le vrai progrès aujourd'hui se situe non pas au niveau de l'acte lui-même sur le plan technique mais au niveau de l'indication, c'est-à-dire sur le fait de savoir harmoniser un nez à une certaine personnalité. Il est évident qu'un visage volontaire, une personne décisionnaire, supporte une arête de nez droite plutôt qu'un nez retroussé. Savoir comprendre la demande et savoir y répondre par petits raffinements est, je le pense, le vrai progrès aujourd'hui, aussi bien dans les rhinoplasties que dans toute la chirurgie esthétique du visage.

EN PRATIQUE

La première consultation est fondamentale. Je conseille aux patientes de dire exactement ce qu'elles désirent, sans aucune retenue, c'est-à-dire sans crainte du jugement du chirurgien et aussi sans cette préoccupation permanente du petit nez retroussé. Les chirurgiens savent très bien aujourd'hui mesurer leur intervention en fonction de la demande.

Exprimez donc vos désirs: uniquement retirer une bosse? Raccourcir votre nez? Affiner votre pointe? Diminuer une pointe plongeante?… En fonction de votre nez, le chirurgien vous répondra exactement ce qu'il peut faire. Je pense que ce rendez-vous est fondamental et bien plus important que les photos et les retouches avant/après. L'on peut tout faire sur un ordinateur, on peut modifier le nez à volonté, ce qui peut donner des impressions des résultats qui ne correspondent plus à la réalité. Certains chirurgiens, surtout aux États-Unis, ne montrent pas de photos avant/après ni de projet opératoire, car cela entraîne le praticien à une exigence de résultat à laquelle nul ne peut s'engager s'il est honnête. Je pense que les modifications sur ordinateur ne reflètent pas la réalité de ce que l'on peut réellement obtenir. Des photos sur papier, modifiées en même temps par le chirurgien et les patientes, peuvent donner au cours de la discussion une approche plus fine et plus exacte de la demande et surtout de ce que le chirurgien peut apporter. Au cours de cette première consultation est également bien défini le type d'anesthésie. Nous l'avons vu, le plus souvent l'anesthésie générale est préférée, ce qui est tout à fait légitime.

Ensuite le chirurgien vous donnera, comme dans toute intervention, le bilan préopératoire *(Voir « Annexes », page 155)* ainsi qu'une fiche d'information et un devis. Sur la fiche d'information, appelée « le consentement éclairé », sont citées les complications liées à cette intervention. Vous devez bien entendu signer cette fiche selon les dispositions légales. Si cela est réalisable, je conseille une deuxième consultation afin de bien consolider le projet établi et aussi pour répondre à de nouvelles questions.

Le séjour en clinique dure vingt-quatre heures. Vous devez rentrer le matin à jeun d'au moins six heures. Bien entendu, ni eau ni médicaments. Dans votre chambre on vous remet une blouse légère, vous vous déshabillez. Il est important de ne garder aucun vêtement ni aucun bijou car il peut arriver que l'on ait besoin de coaguler certains petits vaisseaux, ce qui risque d'occasionner des brûlures. Ensuite on vient vous chercher sur un lit roulant et on vous conduit au bloc opératoire. Au bloc opératoire vous serez entouré de l'anesthésiste et de son assistante, de la panseuse, qui est l'infirmière du bloc, de l'assistante opératoire, et du chirurgien bien entendu. Comme nous l'avons vu plus haut, l'opération dure entre une heure et une heure trente. L'anesthésiste administre une piqûre intraveineuse et fait passer par cette perfusion les médicaments dont vous aurez besoin pour être endormie. Après l'opération, vous serez dans la salle de réveil. Il arrive que vous ayez un peu froid. C'est une réaction de frisson au réveil de l'anesthésie générale. Vous bénéficierez bien entendu de couvertures chauffantes. En salle de réveil vous aurez un pansement sur le nez et des mèches à l'intérieur des narines. Vous serez surveillée par une infirmière spécialisée et, évidemment, par l'anesthésiste. Surtout, au réveil, ne touchez pas à votre pansement. Pensez simplement à ouvrir la bouche et à respirer bien fort par ce moyen. En général ceci vous aura été conseillé avant l'intervention mais la respiration buccale est automatique et réflexe et vient toute seule après l'intervention. Votre séjour en salle de réveil dure de vingt minutes à une heure trente selon votre capacité à éliminer les produits qui ont servi à votre anesthésie. Lorsque votre respiration redevient normale, on vous reconduit dans votre chambre. Vous y serez sous la surveillance de l'infirmière qui prendra régulièrement votre pouls et votre tension, et qui viendra vous voir pour contrôler que tout se passe bien et que vous ne ressentez aucune douleur. En général il n'y a aucune douleur après l'intervention. Si quelquefois vous ressentez une petite gêne ou même une petite douleur, l'infirmière vous donnera bien entendu un calmant.

Le lendemain matin, le chirurgien et son assistante passeront vous voir. On vous retirera les mèches des narines. Les mèches ne seront gardées que deux jours s'il y a eu une reposition de la cloison nasale mais dans tous les cas vous quitterez la clinique et s'il faut retirer les mèches au deuxième jour le chirurgien y procédera le lendemain à son cabinet. Il peut se former un léger œdème et des ecchymoses autour du pansement au niveau des yeux. Ce n'est pas toujours le cas. Malgré l'ablation des mèches vous serez gênée pour respirer car, autour des fils, à l'intérieur du nez, se forment des croûtes qui vous empêcheront de respirer. Cette gêne respiratoire peut durer quelques jours. Le chirurgien vous aura prescrit avant l'intervention des gouttes nasales huileuses servant à éliminer partiellement les croûtes.

En général l'ablation du pansement a lieu après une semaine à dix jours et les ecchymoses ont disparu. Le pansement du nez est retiré au cabinet du chirurgien. Le décollement du pansement ne fait pas mal. Ce moment est très émouvant: je comprends tout à fait cette attente mais il faut se garder de jugements trop hâtifs car sous la pression du pansement le nez et même le pourtour des yeux sont quelquefois infiltrés par un œdème et on ne peut définir, à ce moment-là, de manière tout à fait rigoureuse, le nez définitif. Cependant, en général, constater que la bosse a disparu est déjà une grande satisfaction pour les patientes. Effectivement, à ce moment on voit que le nez a déjà été débarrassé de ses défauts mais pour la forme définitive il vaut mieux attendre quelques semaines. Il arrive quelquefois que des personnes soient surprises au retrait du pansement, non pas par la forme du nez, mais par le visage, qui est tuméfié à cause de la pression du pansement sur les joues, et par les yeux, qui sont légèrement gonflés. Cet état ne dure généralement que quelques heures. Le lendemain l'œdème disparaît et le visage retrouve son aspect normal. Ce qui est important, c'est de voir à ce moment (après dix jours) que le nez est « présentable » et que l'on peut sortir sans pansement. Selon les chirurgiens ce pansement est remis le soir pendant un mois après le début de l'intervention afin d'y penser et de prévenir un léger traumatisme en se tournant dans son lit. Après l'opération le nez dégonfle et se place pendant environ deux mois. Toutefois, il faut savoir que la diminution de l'œdème n'est pas progressive, c'est-à-dire que certains jours, en fonction de votre état général, hormonal ou vasculaire, le nez peut être légèrement plus gonflé, et certains jours aussi il peut paraître plus fin. La fonte de l'œdème du nez ne se passe pas de manière progressive mais par à-coups avec des mieux et des moins bien. Il peut arriver aussi que certaines parties du nez dégonflent plus vite que d'autres et on voit un côté gauche ou un côté droit, ou encore la partie haute ou la partie basse du nez, légèrement plus tuméfié. Attendez et surtout n'émettez pas un avis définitif pendant deux mois. Après ces deux mois un bilan est dressé au cabinet du chirurgien. Grâce aux photos préalablement prises, vous pouvez constater ce qui a été accompli par votre chirurgien. Le résultat est en général très satisfaisant. Il faut savoir que le nez s'affine encore pendant un an dans des variations qui ne sont pas perceptibles par les patientes mais par le chirurgien. C'est pour cela qu'une consultation est faite après six mois et une autre après un an.

LES COMPLICATIONS POSSIBLES

Comme toute intervention en chirurgie générale, il peut y avoir des complications inhérentes telles que phlébite, embolie pulmonaire... Bien entendu, ces risques sont inscrits sur la fiche d'information remise aux patientes avant l'intervention, notamment s'il existe des facteurs aggravants : insuffisance veineuse, tabagisme, antécédents de phlébite, hypertension.

Il y a aussi les risques d'anesthésie. Oui, c'est vrai, il n'y a pas de risque zéro. Les progrès anesthésiques ont été considérables depuis une dizaine d'années, aussi bien sur le plan des produits utilisés que sur la surveillance pendant l'anesthésie. Ces risques sont aujourd'hui très rares.

Sont également à considérer les risques liés à l'intervention elle-même :

– des petites imperfections qui persisteront quelques mois après l'intervention, notamment au niveau de l'arête du nez. Un petit cal osseux, qui disparaît en général après deux mois. S'il ne disparaît pas, une petite intervention est nécessaire. Elle est pratiquée le plus souvent sous anesthésie locale qui dure une quinzaine de minutes et consiste à râper cette petite excroissance osseuse ;

– enfin, on observe des complications exceptionnelles. Elles sont dues à des malformations congénitales ou surviennent au cours de rhinoplasties secondaires.

LES QUESTIONS QUE VOUS VOUS POSEZ

Est-ce que l'intervention est douloureuse ?

Non. Cependant, si une douleur survenait, il faudrait avertir votre chirurgien.

Est-ce que je risque de ne pas me reconnaître après une rhinoplastie ?

Non, bien évidemment ! Le projet a été parfaitement bien établi par votre chirurgien en votre présence et avec votre accord ; sauf problème particulier, le résultat sera conforme à ce projet.

Y a-t-il des contre-indications à l'opération du nez ?

Non, aucune contre-indication mais des précautions et des informations à donner dans certains cas. Par exemple, un nez dévié sur un visage asymétrique risque fort de ne pas être parfaitement rectiligne après l'intervention et de rester légèrement dévié car le socle sur lequel repose ce nez est lui aussi dévié.

Enfin, il peut exister des contre-indications d'ordre psychologique. Ce sont les investissements démesurés sur le résultat souhaité provenant quelquefois d'un état psychologique fragile.

Peut-on se faire opérer uniquement de la pointe du nez ou de la largeur des narines ?

Bien entendu. Nous pouvons diminuer la largeur des narines sans toucher au reste du nez. On peut aussi diminuer la pointe du nez qui est trop globuleuse et volumineuse par rapport au reste du nez. L'opération du nez est réellement pratiquée à la demande.

Peut-on subir l'opération d'une cloison nasale déviée et qui gêne la respiration en même temps qu'une opération esthétique ?

Oui, il est possible de cumuler les deux opérations mais cela dépend du type de déviation de la cloison nasale. Si la cloison nasale est déviée dans sa partie antérieure (la partie qui est accessible par le chirurgien esthétique), c'est-à-dire la cloison cartilagineuse, alors oui, l'intervention peut être cumulée dans le même acte ; mais si la déviation est plus profonde, elle est donc accessible à des ORL : dans ce cas il vaut mieux séparer l'intervention esthétique de l'intervention fonctionnelle respiratoire.

En conclusion :

L'opération du nez est une opération très gratifiante car elle apporte une grande satisfaction tant sur le plan morphologique que sur le plan psychologique.

Mon point de vue sur l'opération du nez

****

La rhinoplastie est une opération qui peut sembler magique car, dans la plupart des cas, il ne subsiste aucune cicatrice visible et le nez a changé de forme en quelques heures. C'est aussi la plus délicate des opérations de chirurgie esthétique.

Aujourd'hui, un nez qui comporte une légère bosse est beaucoup plus accepté qu'il y a quelques années. Mes patientes me demandent un nez volontaire qui ait du caractère. Le principal objectif d'une intervention sur le nez n'est pas l'obtention d'un nez stéréotypé, mais le désir de retirer « un air dur ou sévère », en tout cas en distorsion avec un « intérieur gai et souriant », me disent mes patientes. La motivation est donc une recherche d'harmonie de son nez avec sa propre personnalité.

LES OREILLES DÉCOLLÉES

LA DEMANDE

J'étais installé depuis quelques années; cette intervention a contribué à développer encore plus chez moi l'intérêt de l'écoute de mes patientes. Je vois donc en consultation un jeune adulte de 23 ans, l'air sombre, les cheveux mi-longs et bien noirs, ramenés en avant des oreilles. Il avait un nez particulier: il pointait vers le bas, avait une bosse, et était légèrement dévié. Comme ce monsieur avait marqué un temps d'arrêt avant de s'exprimer, pour le détendre et pour amorcer la discussion je lui dis: « Vous venez pour votre nez ? » *« Non,* me dit-il, *mon nez ? Mais qu'est-ce qu'il a ? »* Puis, repoussant ses cheveux et découvrant ses oreilles, il me dit: *« Je viens pour mes oreilles décollées. »* Ce jour-là, j'ai appris à me taire et aussi et surtout à comprendre.

Les opérations des oreilles décollées s'adressent à deux profils bien distincts, soit des enfants de l'âge de 7 à 10 ans qui sont la cible de moqueries à l'école, soit des adultes, souvent des femmes, mais aussi quelquefois des hommes, qui ont 20 ou 30 ans et qui désirent en général se coiffer différemment, les cheveux en arrière, découvrant alors leurs oreilles décollées.

Les enfants

Il est important, lorsque l'on voit un enfant accompagné souvent de sa mère ou de ses parents venir demander une intervention pour les oreilles décollées, de parfaitement bien cerner la demande. En général, il vaut mieux attendre que la demande provienne des enfants eux-mêmes et non pas des parents qui ont transmis leur inquiétude à leurs enfants. Une intervention bien demandée et motivée donne des suites bien plus rapides. On peut opérer assez tôt les enfants, vers l'âge de 7, 8 ou 9 ans, ou, comme on dit, à l'âge des complexes, c'est-à-dire lorsque l'enfant éprouve lui-même le complexe de ses oreilles décollées et désire se faire opérer, car les oreilles atteignent vite leur taille définitive.

L'intervention des oreilles décollées est une intervention dont les techniques sont bien codifiées et les résultats sont en général très satisfaisants.

LES ASPECTS TECHNIQUES

L'incision a lieu en arrière de l'oreille, dans le pli. Dans un premier temps on retire un croissant de peau, dont la mesure a été établie avant l'intervention, situé derrière l'oreille. Une fois le croissant retiré, il faut plicaturer le cartilage pour redonner à l'oreille ses replis naturels. Ensuite, le cartilage est rapproché du crâne et fixé par des points de suture, la peau est fermée bord à bord et l'oreille a vite son aspect définitif. Chaque oreille est recouverte d'un pansement qu'il faut garder quatre jours.

EN PRATIQUE

L'intervention est le plus souvent pratiquée sous anesthésie générale et dure environ une heure. Le séjour en clinique est en général d'une nuit, dans certains cas particuliers on peut laisser l'enfant rentrer à la maison sous surveillance de ses parents. Dans tous les cas, il faut revoir les patients le lendemain afin de retirer les pansements et de voir l'état local. Le pansement est ensuite remis pour une durée de trois jours. Donc au quatrième jour après l'intervention le pansement est retiré et le port d'un gros bandeau suffit pour maintenir les oreilles pendant les quinze jours qui suivent. Ensuite, au quinzième jour, les fils situés derrière les oreilles sont retirés. Puis, bien entendu, des consultations de contrôle ont lieu après un ou deux mois selon le chirurgien.

LES COMPLICATIONS POSSIBLES

Cette intervention donne en général peu de complications. Rarement, on a vu se former à l'arrière de l'oreille une cicatrice boursouflée et rouge dont on ne connaît pas les causes. On sait simplement qu'elle survient plus souvent à l'âge de la puberté. Il faut donc en général éviter de pratiquer cette opération aux alentours de la puberté. Il faut savoir que ce genre de cicatrice se traite, avec en général un bon résultat.

Autre complication très rare et redoutable : l'infection. Un traitement antibiotique efficace est prescrit avant l'intervention et permet d'éviter cette complication.

Enfin, une asymétrie peut survenir. En général elle préexistait avant l'intervention et est moins importante après l'intervention. Si cette asymétrie est gênante, ce qui est rare, une nouvelle intervention peut être réalisée afin de mieux symétriser les deux oreilles.

Cette intervention, lorsqu'elle est pratiquée chez un enfant, peut être prise en charge partiellement par la Sécurité sociale ; il faut dans ce cas adresser une demande préalable au centre de Sécurité sociale.

LE MENTON

LA DEMANDE

Il existe deux types de déformations du menton :
- le menton en retrait ;
- le menton proéminent.

LE MENTON EN RETRAIT

Il peut être corrigé par la mise en place d'une prothèse, soit en silicone soit en matériaux synthétiques inertes, qui permet d'épouser la forme de l'os manquant et de redonner un galbe naturel au menton. Bien entendu, cette prothèse doit être fixée à l'os.

Une autre technique, réalisée surtout par des chirurgiens maxillo-faciaux, consiste à retirer un fragment d'os au niveau de la partie inférieure du menton et à le placer en avant de la symphyse mentonnière.

LE MENTON PROÉMINENT

L'intervention consiste à retirer un fragment osseux en avant du menton pour diminuer son avancée. La complication est le risque d'une chute secondaire du paquet musculo-graisseux situé en avant de l'os. Cette intervention est, en général, réalisée par un chirurgien spécialiste en maxillo-facial.

QUELQUES CONSEILS AVANT DE FRANCHIR LE PAS

LES OPÉRATIONS À L'ÉTRANGER

Vaut-il la peine d'aller se faire opérer à l'étranger parce que c'est moins cher?

L'assurance du chirurgien prend-elle en charge le patient en cas de faute du praticien?

Qu'en est-il des « retouches » éventuelles après l'opération ?

LE CHOIX DU CHIRURGIEN

Les chirurgiens français ont une excellente formation; choisissez un chirurgien avec lequel:

–vous sentez que les nuances de votre demande ont été parfaitement bien prises en considération;

–vous vous sentez à l'aise aussi bien pour l'appeler que pour contacter sa secrétaire à tout moment, car le problème du suivi postopératoire est important.

UN DERNIER CONSEIL

Ne soyez pas pressé de vous faire opérer. Attendez le moment où vous êtes le plus disponible. Car, selon mon expérience, l'opération se passera mieux et les suites opératoires seront plus belles et plus rapides.

LA CHIRURGIE ESTHÉTIQUE DU CORPS

Docteur Philippe Bellity

LA CHIRURGIE MAMMAIRE

L'AUGMENTATION MAMMAIRE

LA DEMANDE

Cette opération s'adresse à vous si vous faites partie de l'une de ces trois catégories :

1/ **Vos seins ne se sont pas assez développés à l'adolescence.** Cela peut aller jusqu'à une absence totale de seins, que l'on appelle « agénésie mammaire » (et dans ces cas-là on peut considérer que c'est une malformation et faire une demande de prise en charge à la Sécurité sociale) ;

2/ **Après une ou plusieurs grossesses et allaitements,** ou un amaigrissement important, vos seins ont perdu leur volume et leur fermeté, tombent et semblent vidés.

Vous vous sentez diminuée de ne pas avoir retrouvé votre corps de jeune fille, et c'est d'autant plus traumatisant que vous avez eu une poitrine magnifique pendant la grossesse ! Dans ce deuxième cas, il est important de déterminer si le sein est tombant ou simplement vidé. La différence est souvent subtile et le chirurgien sera à même de faire la part des choses. Un sein plat, dont la glande a disparu, ressemble à un sein tombant, une prothèse suffit à lui redonner sa forme et son volume et à le rendre à nouveau très beau. Mais si le sein est réellement trop bas (ptose mammaire) il faudra le remonter en plus de le remplir, ce qui implique une cicatrice et la pose d'un implant *(Voir « La ptose mammaire », page 94)* ;

3/ **Vous avez une belle poitrine mais vous désirez une ou deux tailles au-dessus** pour des raisons qui vous appartiennent.

LES ASPECTS TECHNIQUES

Les prothèses

En 1995 le silicone qui remplissait les implants a été suspecté de provoquer des maladies auto-immunes et, par principe de précaution, la plupart des États ont suspendu la pose de prothèses contenant ce produit.

Les chirurgiens ont alors posé pendant cette période des implants gonflables avec du sérum physiologique (eau salée).

Les prothèses étaient placées vides et plates, elles étaient plus faciles à mettre en place, et étaient remplies avec une seringue à travers un tuyau communiquant avec la valve.

Cependant, assez fréquemment un suintement très léger apparaissait au niveau de la valve et la patiente constatait une perte de volume.

Mais surtout les prothèses finissaient par se rompre et, dans ce cas, en quelques heures le sein perdait brutalement son volume, ce qui créait un traumatisme psychologique important mais certes sans danger.

De grandes études sur des milliers de cas ont abouti à la conclusion que le silicone n'était pas responsable des maux qu'on lui attribuait et les implants remplis de gel de silicone ont eu à nouveau l'autorisation d'être posés en 2001.

Les laboratoires de fabrication de prothèses ont été mis sous contrôle de l'État pour en garantir la qualité. Depuis ce temps, la plupart des chirurgiens utilisent de nouveau des prothèses préremplies de silicone.

Le laboratoire P.I.P. est un de ces laboratoires « agréé par l'État ». Pourtant, les contrôles annoncés n'ont pas suffi pour éviter l'utilisation d'un gel « non conforme », avec les conséquences que l'on connaît.

Le silicone n'est pas « biodégradable », c'est un produit qui ne s'élimine pas, il s'agit d'un dérivé des produits pétroliers.

Auparavant, les prothèses étaient remplies d'un silicone « huileux » et si la prothèse se rompait il existait un risque de diffusion du produit dans l'organisme.

Depuis quelques années le silicone utilisé ressemble à une gelée compacte qui peut difficilement se répandre ; s'il y a une rupture de l'enveloppe, le produit reste en place, ce qui laisse le temps de programmer dans les semaines qui suivent une intervention de changement de prothèse sans urgence ni danger.

On ne connaît pas avec précision la durée de vie d'une prothèse. Elles peuvent ne durer que six ou sept ans, ou bien tenir pendant plus de vingt ans, avec la même marque, le même chirurgien, la même opération. On peut raisonnablement compter sur une durée moyenne de dix à quinze ans.

Il existe deux grands types de formes de prothèses, les rondes et les anatomiques.

Les prothèses rondes sont les plus communes et les plus simples à poser.

Elles sont rondes dans leur pourtour. Il existe plusieurs « projections » en fonction de l'effet désiré, quand on parle de projection on parle du bombé en avant de la prothèse : prothèse plutôt plate = faible projection, prothèse très bombée = forte projection.

On désigne la taille de la prothèse par son volume en centimètres cubes. Pour vous donner une idée un sein de taille moyenne est de 300 cm^3. Nous disposons de tailles allant de 90 à 900 cm^3.

Les patientes parlent de taille en fonction du bonnet du soutien-gorge : A,B,C... et souvent ont une idée bien établie du bonnet qu'elles désirent. Le chirurgien devra faire la traduction entre la taille du bonnet et la taille de la prothèse correspondante exprimée en cm^3.

Les prothèses anatomiques se rapprochent de la forme d'un sein, elles ont une véritable forme de « goutte ». Elles sont plus plates en haut et plus projetées en bas. Cela donne un résultat très esthétique et naturel, surtout sur les femmes très minces chez lesquelles on ne veut pas que le bord de la prothèse soit visible en haut sous la peau.

Elles ont cependant un inconvénient car comme le haut et le bas de la prothèse sont différents, ce qui n'est pas le cas des prothèses rondes, leur positionnement doit être parfait. Il y a un risque de rotation dans les suites opératoires, ce qui n'existe pas dans les prothèses rondes.

Le chirurgien est bien sûr dans l'obligation de vous informer de l'existence de cette complication si vous choisissez ce type de prothèse. C'est aussi la raison pour laquelle tous les chirurgiens ne les utilisent pas.

La prothèse peut être placée soit derrière le muscle grand pectoral soit devant.

Derrière le muscle

Chez les femmes minces n'ayant pas sous la peau une couverture de graisse ou de glande suffisante surtout dans la partie haute, il est préférable de placer la prothèse en arrière du muscle pour la recouvrir et la masquer.

Devant le muscle

S'il existe une épaisseur de glande mammaire suffisante, ce qui est rarement le cas, on choisira de placer la prothèse devant le muscle, c'est-à-dire sous la glande, qui sera capable d'en masquer les contours. Poser l'implant devant le muscle a pour avantage de lui permettre de bouger avec le sein. Il y a un côté « mobilité naturelle » qui est très esthétique puisque le sein et la prothèse ne font qu'un.

J'ai adopté personnellement une technique qui allie les deux avantages et donne des résultats très naturels, qui s'appelle *Dual Plane.* Elle consiste à placer le haut de la prothèse sous le muscle grand pectoral et la partie inférieure sous la glande. Deux effets en résultent : le haut de la prothèse est masqué par le muscle, et le bas du sein est bien rempli.

J'utilise également des prothèses qui possèdent un double gel plus compact en bas qui propulse très joliment le sein en avant tout en gardant la partie supérieure en « pente douce ».

Inventées et commercialisées par un laboratoire français, elles sont cependant plus coûteuses.

EN PRATIQUE

Avant l'opération

Lors des consultations précédant l'opération, votre chirurgien évaluera avec vous vos motivations, afin de vous proposer les implants correspondant le mieux à votre attente. Il s'agit de choisir la taille de votre implant en fonction de vos désirs, votre style, et de votre morphologie en tenant compte de la largeur et la projection.

Vous pourrez visualiser le résultat grâce à un soutien-gorge «test» dans lequel sont glissées des prothèses d'essai de tailles différentes. Parfois plusieurs essais sont nécessaires pour sélectionner la prothèse qui vous convient le mieux.

Une fois le type d'implant choisi, votre chirurgien programmera avec vous la date de l'intervention et vous fera procéder à des examens obligatoires: prise de sang, radiographie et échographie mammaire, consultation auprès du médecin anesthésiste. Il est conseillé de choisir un cabinet de radiologie équipé d'une caméra numérique pour les mammographies futures, indispensable pour analyser de la prothèse au fur et à mesure des années. L'IRM est également un examen qui permet de très bien visualiser l'implant.

Déroulement de l'opération

Cette opération se pratique sous anesthésie générale et dure environ 1h.

I - L'incision

Il existe 3 types d'incisions *(dessin page suivante)*:

L'incision péri-aréolaire inférieure située à la circonférence de l'aréole.

L'incision axillaire située sous le bras, dans le creux de l'aisselle.

L'incision sous-mammaire qui se situe dans le pli sous le sein.

Chaque voie a des avantages et des inconvénients. Mais disons d'emblée que la meilleure voie est celle avec laquelle le chirurgien est plus à l'aise.

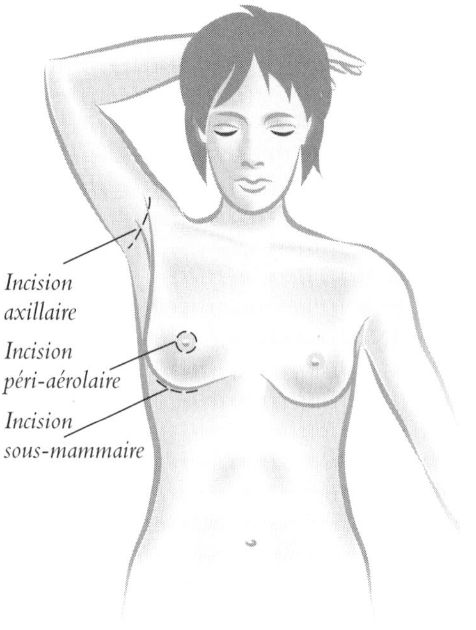

La voie axillaire a pour avantage principal de ne créer aucune cicatrice sur le sein lui-même. La cicatrice est « délocalisée », dans l'aisselle. L'inconvénient est que le décollement pour créer la loge de l'implant est moins précis qu'au doigt et à la vue comme dans les autres techniques car l'incision est loin de la zone d'implantation de la prothèse.

On peut toutefois utiliser un endoscope, un tube lumineux avec une vision interne pour contrôler le saignement et le positionnement exact de la loge.

Partant du bras, le chemin décollé pour poser l'implant est plus long que dans les autres voies, Dans ce chemin, la prothèse peut potentiellement remonter, ce qui n'existe pas dans les autres voies.

La voie sous-mammaire est une voie « sécuritaire », le chirurgien intervient directement sur le site de l'implant et peut voir la loge et le décollement. L'inconvénient est cette fois esthétique parce que la cicatrice peut être visible en dessous du sein. L'idée consolatrice est celle que le sein recouvre la cicatrice, mais en position allongée ce n'est évidemment plus le cas.

Si la personne cicatrise mal la cicatrice peut alors devenir visible.

Heureusement, tout ceci est rare et de très nombreux chirurgiens sont très satisfaits des résultats obtenus avec cette voie.

La voie péri-aréolaire, est celle que je privilégie.

L'incision prend à peu près un tiers de la circonférence de l'aréole, à la limite entre la peau colorée et la peau plus claire.

Les avantages de cette méthode sont d'abord, selon moi que la cicatrice est très peu visible, ensuite, qu'on est directement sur le site opératoire pour créer et voir la loge où est placée la prothèse, et contrôler le saignement.

Ses inconvénients sont que la cicatrice peut être aussi visible mais peut être plus facilement masquée que dans la voie sous mammaire. car si au bout d'un an, la cicatrice devient trop blanche par rapport à la peau colorée autour, on peut la corriger par un petit tatouage.

Quoi qu'il en soit le chirurgien doit pouvoir réaliser la voie que la patiente préfère (ou refuser l'intervention)

II - La création de la loge

La difficulté et l'art de cette intervention, le raffinement qui va en faire une opération réussie, consiste à créer une loge exactement sur mesure.

Le sein est constitué de peau, de graisse, du muscle pectoral et de la glande mammaire.

Après avoir incisé la peau, le chirurgien traverse la glande mammaire puis ouvre le muscle pectoral dans le sens des fibres.

Grâce à cette petite ouverture, le muscle est écarté, les tissus sont décollés pour obtenir une loge qui va accueillir la prothèse.

Il est important pour le chirurgien de bien réaliser la forme de la loge pour créer assez d'espace pour la prothèse, sans en créer trop non plus.

Si par exemple on crée un décollement trop important en dehors (vers le bras) la prothèse aura tendance à partir sur le côté. Si on n'a pas assez décollé au milieu, les seins vont être trop écartés. Si on n'a pas décollé assez bas, la prothèse va être trop haute et bomber au-dessus du sein de manière inesthétique. Si on décolle trop bas, le sein sera tombant. Il faut donc que ce soit parfaitement bien réalisé et symétrique. De cette loge va dépendre le résultat final.

Avant de placer la prothèse le chirurgien vérifie qu'il n'y a pas de saignements

III - La mise en place de la prothèse

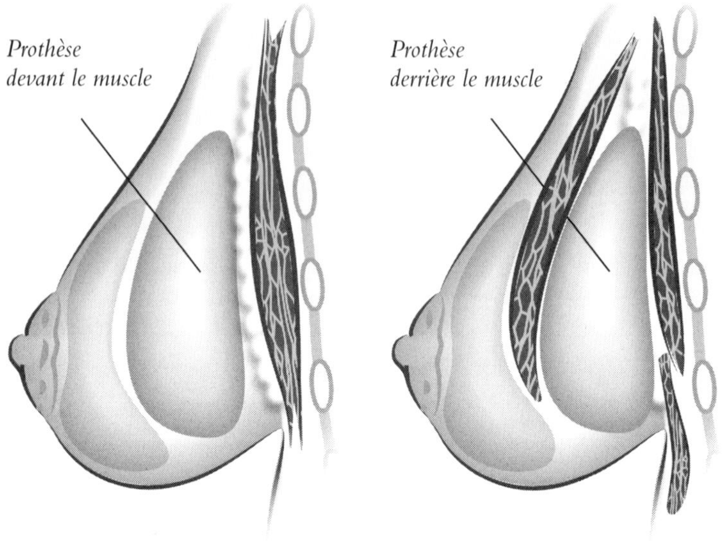

Le choix de la place **devant** le muscle (c'est-à-dire sous la glande) ou **derrière** le muscle se fait comme nous l'avons vu en fonction de l'épaisseur de la graisse et de votre glande mammaire.

La technique *Dual Plane* dont nous avons parlé plus haut est ma préférée. Le haut de la prothèse est derrière le muscle et le bas est devant le muscle.

C'est un bon compromis puisqu'il respecte la pente du sein, masque les contours en haut et remplit bien la partie inférieure du sein. Après la pose de l'implant, la table d'opération est relevée, et on fait asseoir la patiente (la patiente dort toujours évidemment!) afin de vérifier la symétrie des deux seins et de parfaire les réglages avant de fermer la peau.

Une fois la prothèse en place, le chirurgien effectue un dernier « réglage » en adaptant la loge à l'implant.

Depuis quelques années l'utilisation d'un produit anesthésique local (Naropeine) puissant déposé dans la loge améliore considérablement la qualité du réveil qui est moins douloureux. Ceci évite également que le muscle ne se contracte sous l'effet de la douleur risquant de faire bouger la prothèse.

Certains chirurgiens placent un drain, un petit tuyau qui passe à travers la peau qui est en communication avec la loge afin d'évacuer le sang en cas de saignement postopératoire.

Le chirurgien place enfin, soit des pansements soit un soutien-gorge spécial pour immobiliser la prothèse dans la bonne position.

IV - La cicatrice

Pour refermer la cicatrice on fait d'abord des points profonds sur la glande, puis sur le derme profond et ensuite, au niveau de la peau par un « surjet intradermique » qui laisse la cicatrice la plus fine possible. J'utilise des fils résorbables qui n'ont pas besoin d'être ôtés.

La qualité de la cicatrisation ne peut être prévue à l'avance et varie en fonction de chacun. On ne peut pas écarter le risque de mauvaise cicatrisation, due à la peau de la patiente, qui pourrait la rendre visible. Au lieu d'être plate et fine, la cicatrice peut devenir épaisse et en relief, c'est ce qu'on appelle une cicatrice « hypertrophique ». Elle reste rouge longtemps et peut passer au marron. Cela pourra prendre beaucoup de temps mais finira par s'arranger.

Ceci est à différencier des cicatrices « Chéloides » qui sont une véritable maladie congénitale de la peau plus fréquente chez les peaux noires et asiatiques, qui laisse des cicatrices épaisses qui ne s'estompent pas avec le temps.

La plupart du temps, une fois la cicatrice stabilisée au bout d'un an environ, elle finit par blanchir et devient quasiment invisible. En cas d'imperfections on proposera de refaire la cicatrice ou de la traiter au laser.

Les suites opératoires

À la fin de l'opération, la patiente est transférée en salle de réveil et surveillée pendant environ 1 heure. Il peut évidemment y avoir quelques douleurs qui sont soulagées par voie intraveineuse. Il est clairement recommandé de passer la nuit qui suit l'opération à la clinique et de ne pas insister pour rentrer chez soi, même si l'état le permet, car des saignements peuvent apparaître pendant la première nuit.

Le lendemain les risques sont alors minimes, le chirurgien vérifie si tout est correct et la patiente peut alors regagner son domicile. Elle devra revenir en contrôle la première semaine pour vérifier qu'il n'y a pas d'hématome et que les prothèses ne se sont pas déplacées. Pendant une quinzaine de jours les implants sont encore «mobilisables» et peuvent être remis en bonne position par un pansement ou des bandes Velpeau. Après ce laps de temps, la prothèse ne pourra plus être redéplacée.

Les douleurs qui suivent l'intervention sont extrêmement variables. Cette chirurgie est réputée comme étant douloureuse. La douleur est toujours présente mais rendue très supportable grâce aux différents traitements dont nous disposons à l'heure actuelle. La position sous le muscle est indiscutablement plus algique. En réalité un très faible pourcentage ressent des fortes douleurs. La plupart du temps, elles ont disparu au bout d'une semaine à dix jours.

LES COMPLICATIONS POSSIBLES

Les complications à court terme sont comme pour toutes les opérations, nous l'avons évoqué, **les hématomes** (saignements et caillots dans la loge) qui impliquent une réintervention en urgence dans les 24h suivant l'opération, le plus souvent ils se produisent pendant la première nuit.

Les infections sont rares mais elles sont particulières car il s'agit de la présence d'un corps étranger. Si elles ne se résolvent pas rapidement avec un traitement bien mené, elles peuvent amener à l'ablation de la prothèse qui peut être colonisée par les germes.

La coque ou capsule: le corps génère autour de la prothèse, une fine membrane qui va délimiter une loge fermée.

Ce phénomène se produit avec tous les corps étrangers.

Il existe des cas où cette membrane devient plus épaisse: l'organisme tente «fortement» d'isoler la prothèse. On appelle ce phénomène une coque ou une capsule.

Il existe 4 grades de capsules: de 1, où le sein est un petit peu plus dur que la normale, jusqu'à 4 où le sein est complètement dur parfois douloureux et inesthétique. Dans cette capsule se créent petites fibres contractiles, c'est-à-dire qu'elle se referme autour de la prothèse, comme si elle voulait l'expulser de l'intérieur, l'écraser. La prothèse se retrouve enfermée à l'étroit et déformée.

Il n'y a pas de raison bien connue à ce phénomène, on ne peut pas le prévoir à l'avance. Certains germes de la peau et de la glande, les saignements augmentent le risque. Le pourcentage de coques est très variable selon les études publiées.

Il arrive souvent que certaines femmes aient une coque sur un sein et pas sur l'autre ou un côté très dur et l'autre moins. Il n'y a aucune règle absolue. Il est évident que ce risque reste assez faible pour continuer à pratiquer cette intervention qui est une des plus fréquentes en chirurgie esthétique.

Il convient donc d'informer la patiente de l'existence de cette complication qui doit prendre sa décision en connaissance de cause.

Si une coque de stade 3 ou 4 apparaît, on propose de réopérer.

L'intervention consiste à ouvrir la coque, (capsulotomie) et changer la prothèse qui reprend alors sa place. Si la coque est très épaisse, on devra en plus enlever ce tissu épais pour éviter les récidives (capsulectomie).

Il existe parfois à distance de l'opération des **phénomènes de réaction inflammatoires** avec gonflement du sein qui sont également des phénomènes de lutte contre les corps étrangers et parfois les prémices d'une formation de coque.

Dans ce cas, il faut très rapidement voir votre chirurgien qui vous donnera un traitement anti-inflammatoire puissant et des antibiotiques, pendant quelques jours qui vont faire dégonfler le sein et peuvent éviter la formation de coque.

Rupture de la prothèse : certes, la membrane de la prothèse s'use avec le temps, elle devient un plus poreuse et peut se rompre. La rupture peut concerner la membrane de la prothèse et le gel reste à l'intérieur de la capsule (rupture intracapsulaire), où la rupture peut amener le gel à sortir de la capsule (rupture extracapsulaire).

Ceci est visible à la radiographie ou à l'IRM. Il est possible que vous remarquiez certains signes d'une rupture de votre prothèse qui peuvent vous alerter ; un gonflement, une douleur, une chaleur peuvent être le signe d'une réaction inflammatoire due à la sortie du silicone. Il peut n'y avoir aucun signe et que ce soit une découverte à la mammographie. Une fois la rupture diagnostiquée il faut changer la prothèse des que possible sans que ce ne soit une urgence au jour près.

Les plis se manifestent par un bord dur et palpable de la prothèse le plus souvent dans la partie inférieure du sein. Il alerte la patiente qui ressent le pli comme une « boule » qui l'inquiète.

Si une loge créée par le chirurgien est au départ trop petite pour la prothèse, le pli apparaît rapidement. La prothèse qui n'a pas suffisamment de place se replie sur elle-même et crée un bord qui devient palpable. Il se peut aussi qu'avec la formation d'une petite coque, de stade 2 par exemple, la prothèse n'ait plus assez d'aisance et qu'un pli se crée.

La décision de réopérer ne se fait que si la patiente est gênée ou si le pli est très visible, chez les femmes maigres le plus souvent. Il n'y a pas de conséquence particulière à la présence de ces plis.

Les vagues: quelques ondulations sont parfois visibles sous la peau correspondant à la prothèse. Cela concerne souvent un manque d'épaisseur de glande ou de graisse pour masquer la prothèse ou bien à la suite d'un amaigrissement. On peut envisager un changement de prothèse avec un gel plus cohésif (plus épais) sans garantie de résultat. Plus récemment on a proposé de pratiquer une auto greffe de graisse sous la peau qui permet de masquer les contours de la prothèse.

La sensibilité érotique: La diminution de la sensibilité érotique est à aborder avant l'intervention, elle est possible mais rarissime dans ma pratique. Sa subjectivité en fait une complication particulière.

Mon point de vue sur l'augmentation mammaire

****

La pose d'implants mammaires est une chirurgie très fréquente de notre spécialité et globalement très satisfaisante et plaisante pour le chirurgien et la patiente.

Une opération est « réussie » lorsque le volume des seins est adapté harmonieusement avec le corps. Il faut que le sein soit souple et que l'on ne puisse pas déceler l'un implant.

Le bon choix de la taille et de la forme de la prothèse est extrêmement important ainsi que le bon choix de la mise en place derrière ou devant le muscle pour en masquer les contours.

Un supra volume avec un bombement supérieur n'est pas naturel et évoquera tout de suite la présence d'implants.

Votre chirurgien est là pour vous écouter et prendre avec vous la bonne décision. C'est lui qui vous aidera dans votre choix et ce, en fonction de vos motivations mais aussi de la forme de votre sein. Il est important qu'il vous explique ce qu'il va faire durant l'intervention, par quelle voie il choisit de travailler et qu'il vous informe également sur les suites opératoires.

Cependant, le chirurgien, aussi attentionné soit-il, n'est pas responsable de la souplesse du sein. Si l'implant est bien toléré, la membrane qui se crée autour de l'implant sera fine et le sein sera très souple.

Il faut rappeler aussi que les implants seront à changer un jour ou l'autre.

C'est pourquoi il s'agit d'un engagement responsable et conscient des risques et contraintes possibles de la part de la patiente bien informée.

D'un autre côté, la plupart des patientes sont très heureuses de leur féminité retrouvée et se réconcilient avec leur corps, le résultat psychologique est souvent spectaculaire, oubliant très vite la présence des implants.

Enfin, le suivi à long terme est très important. Il est recommandé de faire des examens réguliers, mammographie, IRM, échographie ou autre dans le cadre de la prévention normale du cancer du sein. Il est maintenant établi que les prothèses mammaires n'ont aucune incidence sur la survenue d'un cancer du sein.

Une fois les premières années passées, et si tout se passe bien, il n'est pas obligatoire de revenir consulter votre chirurgien.

Cette surveillance sera en général effectuée par le gynécologue qui déterminera la fréquence des contrôles radiologiques.

LA RÉDUCTION MAMMAIRE

LA DEMANDE

L'hypertrophie mammaire peut apparaître très tôt après la puberté et rendre la vie des **jeunes filles** très inconfortable.

Outre la gêne physique, l'hyperféminité que représente l'apparition d'une grosse poitrine est souvent mal vécue vis-à-vis des camarades et des regards masculins. La pratique du sport en collectivité devient une véritable épreuve.

Ces jeunes filles ayant une demande pressante se trouvent ainsi particulièrement soulagées par cette intervention mais la gêne psychologique importante ne leur permet pas toujours d'exprimer leur demande aux parents.

Les femmes concernées par cette opération sont celles qui se plaignent soit d'un inconfort physique handicapant, soit d'un problème esthétique, soit des deux.

Les patientes estiment que le volume de leurs seins alourdit leur silhouette. Certaines se plaignent également de douleurs, notamment au niveau des trapèzes et du dos. Cette opération peut être considérée comme une solution médicale et, de ce fait, être prise en charge par la Sécurité sociale.

Le remboursement s'effectue selon certaines conditions : le poids de glande retirée doit être supérieur ou égal à 300 grammes par sein. Il faut donc, étrangement, que le chirurgien sache à l'avance combien pèse la glande qui va être retirée. Parfois il n'est pas toujours évident de dire à l'avance que les 300 grammes seront atteints. La glande sera pesée et analysée au laboratoire par un médecin biologiste.

LES ASPECTS TECHNIQUES

Le sein est formé de trois composantes : **la peau**, **la glande mammaire**, qui est un tissu qui ressemble à du caoutchouc blanc très ferme, et **la graisse**, jaune et plus molle.

Avec les années, la glande involue (disparaît) et se transforme en graisse, le sein diminue en fermeté, la peau se distend avec le poids et le sein devient tombant. Il existe de fortes poitrines qui ne subissent pas ce sort mais ne sont pas la majorité.

L'intervention de réduction mammaire consiste à retirer de la glande, de la graisse et de la peau. Le but est de réduire le volume et de remonter le sein.

EN PRATIQUE

Déroulement de l'opération

Le sein est retiré dans ses quadrants inférieurs. En refermant le sein sur lui-même il se retrouve remonté et retendu. Il en résulte une cicatrice en **T inversé**, ou ancre marine, c'est-à-dire une cicatrice qui part de l'aréole vers le bas et va rejoindre une cicatrice horizontale placée dans le sillon *(dessin ci-dessous à droite).*

Il faut obligatoirement déplacer l'aréole et le mamelon et les mettre en bonne position, d'où une cicatrice circulaire au-dessus du **T inversé** qui devient ancre marine.

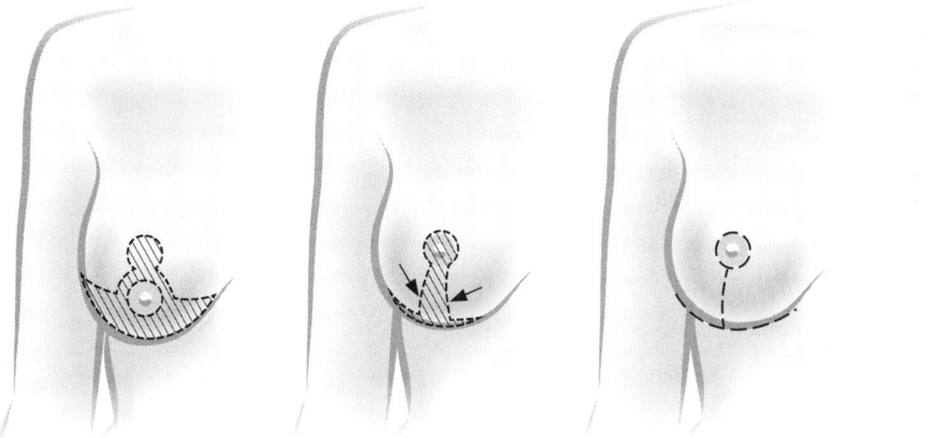

Cicatrice en T inversé

Les techniques peuvent varier aux dépens de la cicatrice horizontale sous le sein qui peut être réduite : à la place du **T inversé** on peut avoir un **J** ou un **I** *(voir p.95)*, tentant de faire une cicatrice plus courte, mais le **T inversé** est géométriquement la solution la plus logique pour obtenir un résultat parfait sur la forme du sein et sur sa tenue dans le temps.

Le chirurgien doit être assez expérimenté pour retirer la bonne quantité de glande en fonction des désirs de la patiente et de l'harmonie du corps.

Cette chirurgie, qui nécessite une technique rigoureuse, donne de très beaux résultats.

La forme du sein évolue dans les trois mois qui suivent l'intervention: placé très haut au début, il se « déroule » et reprend son galbe progressivement.

LA PTOSE

LA DEMANDE

Sur le même mode opératoire existent également les femmes qui ont une poitrine trop basse. Le sein n'est pas trop gros, mais il est tombant, on appelle cela une ptose. Ceci se produit le plus souvent après une grossesse ou après un amaigrissement.

LES ASPECTS TECHNIQUES

La chirurgie consiste à remonter le sein sans le réduire.

Il faut différencier – un sein « vidé » va ressembler en perdant son volume à un sein tombant – car la solution est toute différente.

La question qui se pose en premier est celle-ci: « Est-ce que le volume des seins est suffisant ? »

Dans l'affirmative, pas besoin de prothèse, le sein sera remonté et retendu. Si le volume est insuffisant on corrigera la ptose en associant la pose d'une prothèse.

La discussion avec la patiente est donc très importante: déterminer précisément ce qu'elle désire, quel volume, avec ou sans prothèse ?

Souvent, dans les cas limites, il faudra discuter des avantages et inconvénients de la pose d'une prothèse: présence d'un corps étranger qu'il faudra gérer dans le temps avec ses complications propres, et, sans pose de prothèses: le volume peut être insuffisant et la consistance du sein moins ferme.

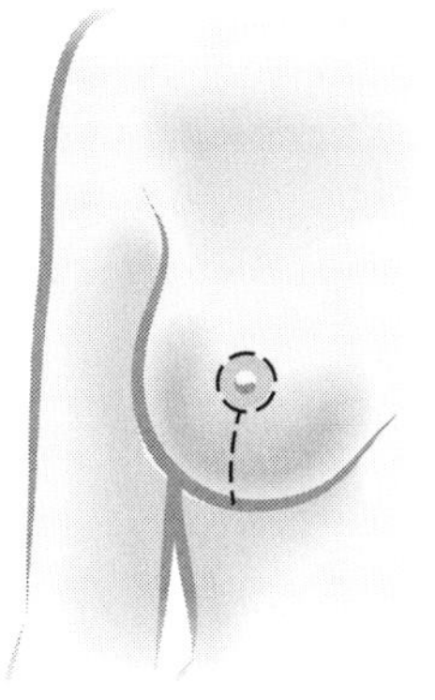

Technique à une cicatrice en I ou en J

EN PRATIQUE

À part le fait que le volume du sein n'est pas réduit, c'est exactement la même technique que pour corriger l'hypertrophie mammaire. On retire de la peau en excès dans les quadrants inférieurs, on déplace le mamelon, cicatrice en ancre marine.

Parfois, si la ptose est modérée le chirurgien proposera une technique à cicatrice horizontale plus courte, en **I** *(dessin ci-contre)* ou en **J**.

Le ***Round Block*** *(dessins ci-dessous)* est une technique alternative pour les ptoses modérées, qui consiste à retendre le sein de manière concentrique autour de l'aréole avec une seule cicatrice ronde. Elle a pour inconvénient d'invaginer le centre du sein.

Elle est réservée aux cas pour lesquels on pose une prothèse en même temps, car sans cela elle a un effet d'aplatissement du sein peu esthétique.

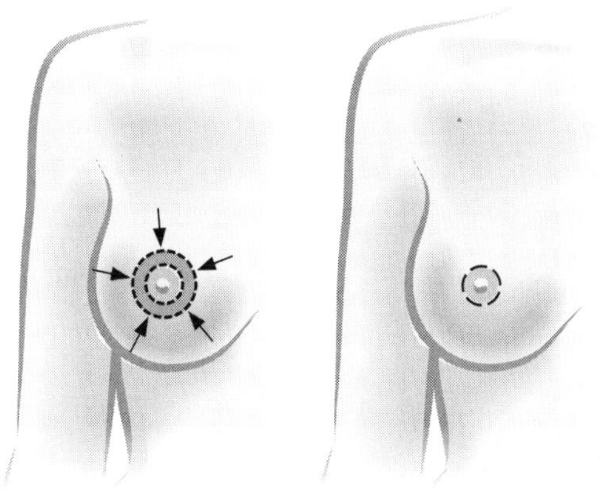

Le Round Block

Les suites opératoires

La fermeture de la peau est importante à soigner car le gros challenge de cette opération est bien sûr que les cicatrices ne se voient pas ou le moins possible : le surjet intradermique, qui est un fil passé à l'intérieur de la cicatrice, s'impose pour éviter les barreaux d'échelle des points séparés classiques.

Le port d'un soutien-gorge médical qui immobilise le sein est conseillé pour soulager les cicatrices et diminuer les douleurs.

Le séjour à la clinique est court en général : 24 heures sauf si l'hypertrophie est très prononcée avec un saignement important.

Les pansements « modernes » (LUMIDERM) : petite plaque souple hermétique collée sur la cicatrice, restent en place sans que l'on y touche pendant une semaine, permettent la douche dès le lendemain et donnent une cicatrice impeccable, nette et sans croûtes.

Les douleurs sont le plus souvent de faible intensité mais rien ne permet de le prédire avec certitude. Les antalgiques classiques par voie orale suffisent.

La cicatrisation initiale se déroulera pendant une quinzaine de jours. Parfois émaillée de petits incidents aux intersections des cicatrices – petites ouvertures traitées par des pansements.

La cicatrice évoluera sur une période d'un an.

La grossesse est à éviter pendant ce temps. L'allaitement reste possible pour toutes ces techniques.

LES COMPLICATIONS POSSIBLES

Les complications médicales :

- saignement postopératoire : l'hématome apparaît le plus souvent la première nuit,
- infection apparaissant 5 à 7 jours après l'opération,
- très rare : la nécrose de l'aréole et du mamelon, fragilisés par leur déplacement obligatoire au cours de cette intervention qui diminue leur afflux sanguin ;

Les complications esthétiques:

– mauvaise cicatrisation avec cicatrices visibles, épaisses et rouges, qui s'arrangent le plus souvent dans le temps mais qu'on peut être amené à améliorer un an après. Les cicatrices épaisses sont retirées et la peau est refermée à nouveau par un surjet intradermique avec une grande chance d'amélioration car la cicatrice est cette fois-ci sans tension,

– les asymétries de taille du sein ou de position du mamelon.

Les complications esthétiques sont quoi qu'il en soit toujours réparables par une deuxième intervention.

Mon point de vue sur la réduction mammaire et la ptose

****

La chirurgie de réduction ou de ptose de la glande mammaire est une opération classique que l'on apprend au début de son cursus d'internat en chirurgie plastique. Il existe de nombreuses variantes mais chaque technique est valable à condition de la maîtriser.

Schématiquement, les patientes qui demandent cette intervention sont les très jeunes filles, les femmes après grossesses, pour réduire et remonter leur poitrine, puis les femmes de plus de 60 ans pour lesquelles la réduction pose un problème de douleurs et de confort.

L'opération donne globalement de très bons résultats sur la forme et le confort mais les cicatrices, dont la qualité est inconnue à l'avance, doivent être acceptées par les patientes et en pleine connaissance de cause.

LA PLASTIE ABDOMINALE
(OU LIPECTOMIE ABDOMINALE)

LA PLASTIE ABDOMINALE COMPLÈTE

LA DEMANDE

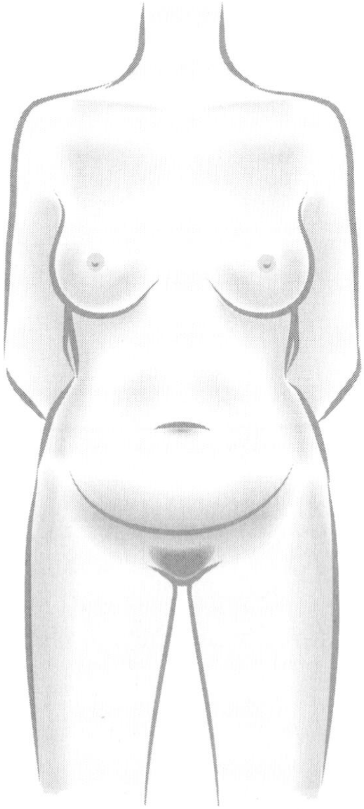

Les prises de poids ou les grossesses provoquent des relâchements de la peau du ventre aggravés par les vergetures. Le résultat est une déformation cutanée qui devient permanente et crée un pli au-dessus du pubis, visible au début en position debout et qui, au maximum, crée « une besace » plus ou moins importante.

La forme majeure est le tablier abdominal qui capote par-dessus le pli sus-pubien et vient recouvrir le pubis. En dehors de la disgrâce dont l'importance est ressentie variablement, il existe une gêne physique et parfois des douleurs ou des difficultés à respirer en position assise ou en se baissant.

LES ASPECTS TECHNIQUES

Ce tablier a tendance à devenir « autonome » et représente une surépaisseur permanente avec laquelle il faut vivre plus ou moins en harmonie.

Là encore l'excès de peau n'est pas réparable sans chirurgie et le relâchement musculaire non plus. Les deux muscles droits qui sont censés maintenir la sangle abdominale au milieu se sont déplacés sur le côté sous la pression et la ballonisation du ventre. Il se crée entre eux un espace « mort », où les muscles sont inefficaces, que l'on appelle **diastasis.** Ce diastasis est une faiblesse de la paroi qui laisse le ventre se distendre vers l'avant. À un stade ultérieur cette faiblesse peut se transformer en éventration : les intestins ont traversé cette paroi et saillent sous la peau.

Le seul facteur sur lequel le patient peut agir est **l'excès graisseux.**

La graisse contenue à l'intérieur de l'abdomen et autour des viscères crée une pression importante. L'amaigrissement peut faciliter grandement la chirurgie. La graisse en excès se situe aussi à l'extérieur de l'abdomen, sous la peau, surtout chez les femmes. Mais cet amaigrissement souhaité est souvent découragé par la présence du tablier abdominal qui reste présent malgré la perte de poids et qui donne l'impression de faire des efforts dans le vide.

L'intervention va souvent déclencher une satisfaction immédiate et l'amaigrissement sera alors facilité car les résultats deviennent visibles et les efforts récompensés.

EN PRATIQUE

L'intervention va traiter trois éléments :

– **l'excès de peau** *(dessin page suivante)* va être retiré sous forme d'un croissant dont le trait du bas est au niveau du pubis et le trait du haut le plus souvent au niveau du nombril. Le reste de la peau au-dessus va être décollé et retendu vers le bas comme un rideau qui descend. On comprend bien pourquoi le nombril devra être déplacé et remis en bonne place une fois le ventre retendu ;

– **l'excès de graisse** *(dessin page suivante)* qui se situe sous la peau et sera retiré par liposuccion. On y associe une aspiration des hanches qui reconstruit une belle taille. Il n'existe pas toujours d'excès de graisse et les femmes minces peuvent avoir un excès de peau isolé. Des plis inesthétiques sont présents au-dessus et en dessous du nombril, surtout visibles en position assise. Les grossesses gémellaires donnent provoquent des distensions cutanées importantes aggravées par l'apparition de vergetures

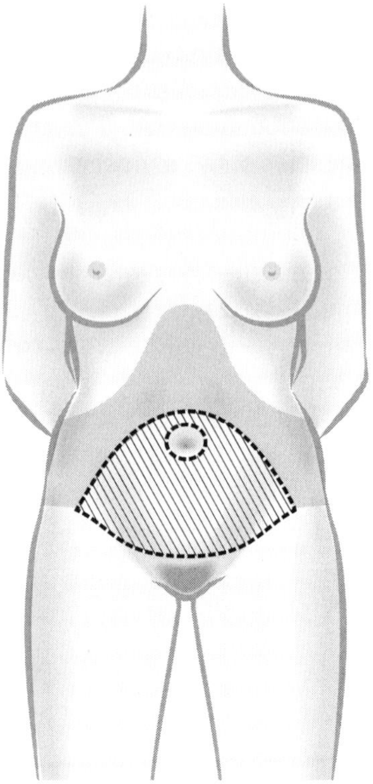

Zones aspirées et excès de peau

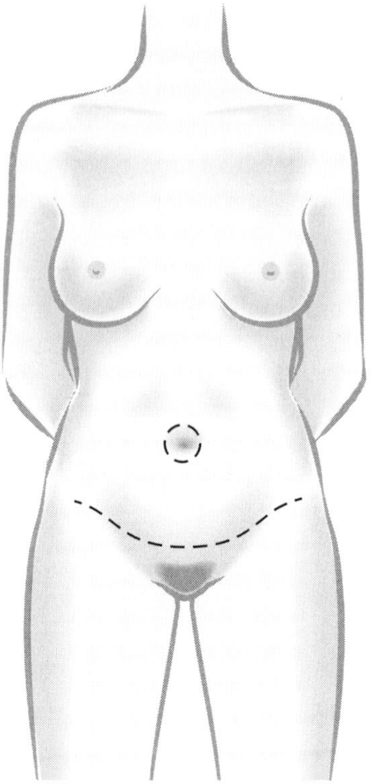

Les cicatrices

nombreuses car la peau n'a pas pu résister à la pression. L'excès de peau est alors le plus souvent centré autour du nombril, associé à un diastasis (élargissement de l'espace entre les deux muscles) des muscles droits de l'abdomen qu'il faudra bien sûr réparer. On appelle cela un ventre « forcé ». L'intervention est alors moins lourde en l'absence de facteur graisseux à traiter ;

– **le relâchement musculaire :** *(dessin page ci-contre)* les muscles droits dont nous avons parlé sont remis en bonne place sur la ligne médiane et suturés l'un avec l'autre pour recréer une bonne sangle qui va redonner un ventre plat et surtout une bonne dynamique musculaire. Le contenu du ventre a besoin d'une gaine interne de maintien solide et efficace. La colonne vertébrale, qui était seule en charge pour retenir les viscères faute de maintien au niveau de l'abdomen en avant, va être soulagée par la réparation des muscles ce qui permettra d'éviter des problèmes de dos dans l'avenir.

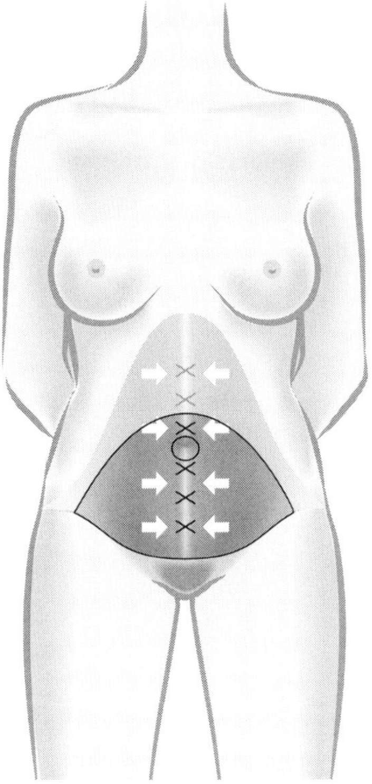

Le relâchement musculaire

Le pubis a souvent subi les mêmes dégâts que le ventre. L'excès de peau du pubis sera retiré en même temps que le ventre et sera retendu. Souvent une lipoaspiration y sera associée. Il est important que le pubis et le ventre soient en continuité et qu'il n'y ait pas de décalage de volume inesthétique entre le dessus et le dessous de la cicatrice.

La plastie abdominale dans sa forme complète reconstruit l'abdomen avec une amélioration de la fonction et une transformation de la silhouette.

Bien entendu toutes ces actions nécessiteront deux à trois semaines de repos minimum pour que les choses rentrent dans l'ordre. La durée de l'hospitalisation va dépendre de l'importance du tablier et du saignement peropératoire. Une prise de sang effectuée le lendemain en donnera une indication précise. La préparation du terrain avant l'intervention est très utile, notamment pour la recharge en fer et en vitamines.

La très grande majorité de mes patients restent une nuit en clinique et sortent avec un arrêt de travail de trois semaines. Un repos relatif sera observé mais pas d'alitement car l'immobilité favorise les phlébites qui sont des complications que nous devons prévenir.

La phlébite est un caillot qui se forme au niveau des veines des membres inférieurs et qui est favorisé par toute chirurgie abdominale ou des membres inférieurs. Ces caillots peuvent se déplacer vers les veines du poumon et provoquer ce qu'on appelle une embolie pulmonaire qui peut être très sérieuse.

Pour éviter cette complication on dispose de trois moyens : le lever tôt pour avoir une activité musculaire des membres inférieurs, un maintien élastique des mollets par des bas de contention qui favorisent le retour veineux, et la prescription pendant une dizaine de jours d'une injection quotidienne d'anticoagulants qui vont fluidifier le sang et éviter ces caillots.

La paroi met du temps à cicatriser, les tissus ne reprennent leur souplesse qu'après plusieurs mois. Tout d'abord les muscles sont maintenus par des fils et la suture n'est à peu près solide qu'au bout d'un mois pendant lequel les efforts musculaires sont à éviter.

Les phénomènes de cicatrisation sous la peau sont longs car le décollement de la peau est élevé. Les réacollements provoquent une dureté des tissus et une insensibilité sur plusieurs mois. Il faut globalement un an pour que tout soit rentré dans l'ordre.

La cicatrice sera contrôlée pendant un an, à trois mois, six mois et douze mois. À un an le résultat est considéré comme définitif. Parfois des retouches cicatricielles seront proposées si la cicatrice est élargie ou trop visible.

LA MINIPLASTIE ABDOMINALE

Il existe une forme mineure de cette intervention appelée miniplastie abdominale. Elle ne concerne donc que les cas où la peau en excès provoque un petit pli au-dessus du pubis et où la peau au niveau de l'estomac n'est pas relâchée.

Elle consiste à retendre la peau dans la partie basse de l'abdomen et à refermer sans décollement. Les suites sont plus simples et plus rapides. Elle est souvent associée à une lipoaspiration qui va resculpter le ventre et les hanches.

Au contraire il existe une forme majeure de cette intervention :

LE *BODY LIFT*

Le *body lift* ou lipectomie circulaire. L'intervention consiste à retirer une bande de peau de 25 à 30 cm tout autour de la ceinture pour retendre parfaitement la peau en excès qui se situe en avant, sur les côtés et dans le bas du dos. La cicatrice fait tout le tour de la ceinture.

La cicatrice est dissimulable dans un sous-vêtement. Le résultat est spectaculaire sur la silhouette. L'intervention, plus lourde qu'une plastie abdominale puisqu'elle nécessite de retourner le patient et que la cicatrice et les décollements sont plus grands, est bien codifiée, préparée sur un patient sans risques : arrêt du tabac obligatoire, diabète, hypertension et anémie traités correctement auparavant.

Les suites sont plus longues et nécessitent au moins trois semaines de repos.

Mon point de vue sur la plastie abdominale

****

La plastie abdominale est une magnifique intervention malgré la mauvaise réputation qu'on a pu lui faire. Le professeur Vilain parlait avec humour de la plastie « abominable ». En réalité, c'est une intervention aux résultats excellents et souvent spectaculaires sur la qualité de vie des patients et sur la transformation de la silhouette. Les complications possibles réservent cette intervention assez lourde aux personnes en bonne santé. Le tabac et le diabète en sont les deux ennemis.

Les règles de base consistent à retirer la bonne quantité de peau car si la tension est trop grande le pubis remonte de manière très disgracieuse. Si par contre la quantité de peau retirée est insuffisante il existera toujours un bourrelet au-dessus de la cicatrice, ce qui est franchement dommage !

La lipoaspiration ne doit pas être accomplie comme un dégraissage mais comme une réelle sculpture. Les ventres ne doivent pas être amputés de leur graisse. Il faut recréer l'aspect naturel avec un estomac bien creusé au milieu et une très légère rondeur vers le bas et autour du nombril.

Sur le plan technique, certaines complications sont évitables surtout grâce à la tendance assez nouvelle du capitonnage. Le capitonnage consiste à mettre des points résorbables profonds qui vont aider toute la peau à se recoller immédiatement en réduisant l'espace libre. Cet espace de décollement favorise l'accumulation de liquides lymphatiques qui, s'ils se produisent, devront être évacués par ponction dans les deux à trois semaines après l'intervention.

LA LIPOASPIRATION
(OU LIPOSUCCION)

Les idées géniales sont souvent les plus simples. La lipoaspiration a été inventée par le Dr Gérard Illouz, chirurgien français. L'introduction sous la peau d'un tube long et fin, à l'extrémité fermée et arrondie avec un trou sur le côté, relié à un système qui aspire, a bouleversé toute notre spécialité dans les années 70-80. Les débuts ont été un peu chaotiques avec des aspirations maladroites trop importantes, créant creux et vagues. Les jeunes chirurgiens sont maintenant bien formés et la technique est bien établie et bien enseignée. C'est l'une des interventions les plus pratiquées au monde.

La lipoaspiration, appelée également liposuccion ou liposculpture, terme désignant une aspiration plus raffinée avec des canules plus fines, est donc le moyen de retirer des cellules graisseuses sous la peau à travers une petite ouverture de 3 mm.

LA DEMANDE

La « lipo » est réservée à des volumes graisseux bien localisés. Il n'est pas question de maigrir mais de sculpter. Évidemment, la confusion est tentante : quand on a pris du poids on pense être déformé et pouvoir faire un appel au secours à la liposuccion. Mais c'est en réalité un piège dans lequel il ne faut pas tomber. L'obésité n'est pas une indication de la méthode.

La lipoaspiration excelle dans la diminution des volumes graisseux que l'on n'a pas pu perdre par le sport et l'amaigrissement, c'est-à-dire quand on a rétabli son poids normal et stable.

On s'attaque alors à la forme génétique du corps. Une culotte de cheval gênante ne disparaîtra pas par une perte de poids, mais pourra disparaître avec la lipoaspiration.

Si l'on a quelques kilos à perdre, de l'ordre de 5 kilos, il vaudra mieux les perdre **après** l'opération, ce qui aura pour effet d'améliorer le résultat. Au-delà de 5 kilos, il vaudra mieux les perdre **avant** et bien stabiliser son poids avant l'intervention.

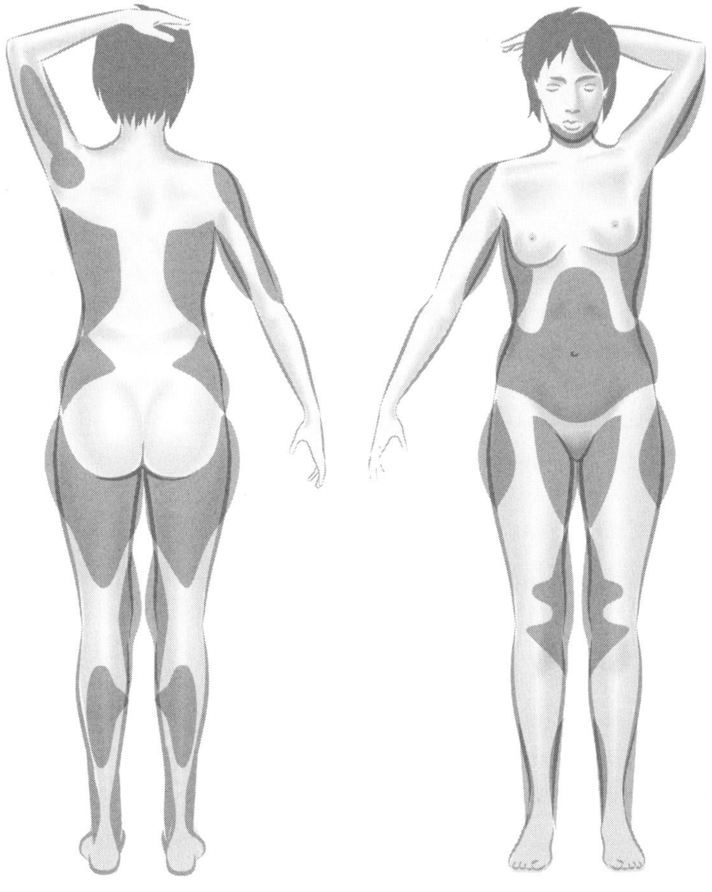

Par contre, la prise de poids après opération peut produire des différences de niveau entre les zones aspirées et les zones non aspirées qui peuvent créer des vagues inesthétiques.

Plus la lipoaspiration est pratiquée jeune et meilleurs seront les résultats. L'élasticité de la peau est un grand facteur de réussite La distension cutanée créée au fil des années ne va pas pouvoir permettre aux zones de se retendre après l'intervention. Une peau élastique et jeune pourra se redraper parfaitement sur le vide créé par l'ablation de la graisse.

La question principale est : *« Est-ce que cela revient, docteur ? J'ai une amie qui a été opérée et tout est revenu. »* NON, c'est inexact.

Depuis trente ans nous savons maintenant que la lipoaspiration aspire, donc supprime définitivement les cellules graisseuses appelées « adipocytes ».

Les adipocytes n'ont pas le pouvoir de se multiplier. La prise de poids s'effectue par augmentation de volume de ces adipocytes.

Une zone opérée aura moins de cellules qu'avant, l'augmentation de volume se fera donc de manière moins importante que dans les zones non opérées. Le changement de forme sera donc définitif, mais la prise de poids sera toujours possible.

CHEZ LA FEMME

LES ASPECTS TECHNIQUES

Chez la femme les zones susceptibles d'être aspirées sont nombreuses mais bien connues.

La culotte de cheval

Si elle est modérée et sur une peau jeune, les résultats sont spectaculaires. Au contraire, si la peau est distendue ou avec des vergetures, le chirurgien, avec toute son expérience, va tenir compte du nouveau volume diminué par rapport à la peau restante et anticiper la manière dont la peau va s'adapter à la nouvelle forme.

On peut être amené à proposer une intervention en deux temps pour laisser la peau se redraper en deux fois.

Si la peau « flotte » à la fin de l'opération, elle va pouvoir se rétracter mais parfois se recoller en créant des irrégularités. Parfois celles-ci sont plus « acceptables » que le volume préexistant mais le patient doit en être informé.

Toutes les couches de graisse profondes et superficielles seront sculptées et affinées pour créer un résultat harmonieux et favoriser une bonne rétraction cutanée.

S'il existe au départ des irrégularités de surface qu'on appelle volontiers « cellulite », il est difficile de promettre leur disparition, le maximum qu'on peut espérer est qu'il n'y ait pas d'aggravation. La seule garantie absolue qu'on peut offrir est de diminuer le volume de la zone concernée.

La culotte de cheval et la fesse sont liées. Le bas de la fesse sur le côté se continue avec elle. Il faudra réaliser un travail dégressif sur la fesse pour ne pas obtenir un résultat qui laisserait la fesse lourde et le côté plat.

La face interne de la cuisse

Elle possède naturellement une peau d'une laxité importante ; la présence de vergetures doit appeler à la prudence pour ne pas provoquer un sac vide ou des plis à cet endroit. Là encore, l'adéquation entre le contenant et le contenu donnera le bon résultat. Il vaut mieux en laisser plutôt qu'en enlever en excès.

Une bonne évaluation avant intervention doit parfois faire proposer un lifting de cuisse *(Voir « Le lifting des bras et des cuisses », pages 115 et 121)* associé si la laxité est trop importante.

La face antérieure et la face postérieure de la cuisse

Ce sont des zones qui ont été souvent considérées comme des zones « interdites » en raison de la difficulté à obtenir des résultats réguliers.

La graisse y est plus dure et les erreurs en excès d'aspiration créent facilement des creux visibles et disgracieux. Or, ces zones sont indispensables à traiter, souvent pour obtenir une belle silhouette affinée de la cuisse.

La prudence conseillera un travail lent et minutieux avec des canules plus fines pour éviter les irrégularités. À savoir que la réinjection de graisse est maintenant largement pratiquée et qu'en cas d'imperfection apparue pendant l'intervention, le chirurgien pourra corriger les creux si cela se produisait.

Les genoux

L'aspiration des genoux donne d'excellents résultats. Ils sont parfois traités seuls sous anesthésie locale. Le plus souvent, leur traitement entre dans le cadre d'un affinement global des cuisses. Il faudra faire attention à la jonction entre le genou et la cuisse : on observe trop souvent un creux ou une irrégularité à ce niveau. La peau se redrape très bien dans cette zone.

La diminution de la graisse du genou améliore en outre le retour veineux et soulage les jambes lourdes.

Parfois il existe devant les genoux, au-dessus et au-dessous de la rotule, des bosses de graisse qui masquent celle-ci et alourdissent la ligne de la jambe.

Ces bosses doivent être traitées avec une mini-canule donnant un résultat intéressant et surprenant. Les jolis reliefs de la rotule deviennent visibles.

Les mollets et les chevilles

Ils peuvent être resculptés. Les chevilles épaisses sont disgracieuses et mal vécues. Elles sont congénitales, surtout chez les Orientales, touchent les filles à l'adolescence et ne sont pas liées à la prise ou non de poids. Leur affinement est souvent une source de grande satisfaction. La graisse y est plus dure et serrée entre la peau et les muscles.

C'est une zone difficile à traiter. Toute la circonférence est aspirée. La patience et la minutie, l'utilisation de canules fines, sont indispensables. À ce prix les résultats sont une véritable transformation de la silhouette. Les fameuses chevilles « en poteau » ne sont plus une fatalité.

À noter que les suites opératoires sont longues : les gonflements et bleus diminuent lentement sur deux à trois mois et nécessitent le port de bas de contention pendant deux mois. Le traitement anticoagulant est obligatoire.

Les hanches, le tour de la ceinture

Les « poignées d'amour » sont des zones très fréquentes à traiter avec des résultats très satisfaisants, la peau s'y redrape particulièrement bien. La mode des pantalons taille basse les a révélées. Leur aspiration recrée, avec peu d'inconvénients, une jolie taille.

Si elles sont toujours présentes chez les personnes en surpoids elles peuvent être aussi notables chez des personnes minces, et seule la lipoaspiration peut en venir à bout. Parfois il est surprenant de voir la quantité de graisse qu'on peut aspirer à ce niveau.

Le ventre

Il doit faire l'objet d'une prudence particulière. La graisse sous-cutanée abdominale est très difficile à perdre à partir d'un certain âge. L'aspiration permet de resculpter facilement ces zones mais la peau n'a pas le pouvoir de s'y rétracter facilement. Il faudra éviter une aspiration extensive sous peine de voir apparaître des plis qui n'existaient pas auparavant. Parfois on devra proposer une miniplastie abdominale si la peau est trop détendue. Ceci est très visible en position assise.

Si un pli existe en position debout au-dessus du pubis cela signifie qu'il existe une distension cutanée qui ne va pas supporter la liposuccion qui peut aggraver les plis existants. Il faudra envisager alors de retendre également la peau et réaliser une plastie abdominale.

Le dos

C'est aussi une zone que l'on peut aspirer. Techniquement plus difficile, car la graisse est plus compacte et adhérente à la peau. Un dos graisseux avec des bourrelets est inesthétique. Typiquement, au-dessus et en dessous de la bretelle du soutien-gorge, la peau dessine deux grands plis qui descendent sur les côtés sous le poids de la graisse et se continuent latéralement sous les bras. Cette zone pourra bénéficier d'une lipoaspiration très efficace avec un aplatissement ou une disparition de ces plis.

Les bras

Ils sont moins volontiers aspirés car le relâchement de la peau des bras est encore plus inesthétique que l'excès de volume. Je réserve cette localisation aux femmes jeunes, à la peau bien élastique. La graisse se situe en arrière du bras et de l'épaule. À condition de ne pas opérer les cas à la peau distendue les résultats sont très satisfaisants.

Au niveau du visage

La zone fréquemment demandée est le double menton. Chez la jeune fille il existe parfois de manière congénitale un bas du visage épais et de la graisse sous le menton. C'est le cas idéal car la peau va se retendre et la patiente va échapper à son destin, elle n'aura pas le menton de « tante Nicole » !

Mais là aussi, prudence si la peau est déjà relâchée. Il faudra conseiller aux patientes de pratiquer la lipoaspiration le plus jeune possible sinon le relâchement de la peau sera aggravé et on devra pratiquer un lifting associé.

CHEZ L'HOMME

La répartition des graisses est différente. Les hommes n'ont en général pas de graisse sur le bas du corps, sur les cuisses.

Certaines femmes, dites « androïdes », ont la même configuration.

Les hommes demandent surtout l'aspiration du ventre et des « poignées d'amour ». En gros : le tour de la ceinture.

Toutefois, chez l'homme au ventre rond la graisse est située à l'intérieur du ventre, entourant les intestins et le cœur. Cette graisse est inaccessible à la liposuccion. Il faudra donc examiner l'épaisseur de graisse sous la peau et déterminer si le volume du ventre va être amélioré par l'intervention. Quoi qu'il en soit, les « poignées d'amour » seront grandement améliorées.

La graisse abdominale sous la peau, si elle existe, s'accumule avec l'âge autour et au-dessous du nombril. Elle est très difficile à perdre même grâce à des régimes et au sport. Parfois même, de grands sportifs minces ayant tout essayé ont recours à cette petite lipoaspiration car ni le sport ni l'amaigrissement n'en viennent à bout.

Les hommes ont parfois un développement inesthétique des seins. On appelle cela « gynécomastie ». Il y a parfois de la glande mammaire associée à la graisse. Si la graisse prédomine on peut proposer une lipoaspiration des seins avec un beau résultat, d'autant plus que l'opération est réalisée sur un sujet jeune.

Il faudra être prudent chez l'homme plus âgé chez lequel il existe un pli sous le sein. L'excès de peau devra être bien évalué : si la rétraction de la peau semble a priori insuffisante il faudra proposer une remise en tension, avec une petite cicatrice circulaire autour de l'aréole, qui va retendre la peau par le milieu, et, à un stade plus avancé, une remise en tension avec cicatrice en **T inversé.**

LES ASPECTS TECHNIQUES

Elle se pratique bien sûr sous anesthésie, qu'elle soit locale ou générale.

La graisse que l'on doit aspirer est d'abord infiltrée un peu partout à l'aide d'un petit tube fin que l'on introduit dans la graisse à travers la peau, rempli de liquides permettant une fluidification des tissus. Ces liquides contiennent aussi de la xylocaïne qui va supprimer la douleur et de l'adrénaline qui va diminuer les saignements.

Une fois infiltrée, fluidifiée, la graisse est aspirée avec la canule décrite plus haut, et va être accumulée dans le système d'aspiration dans une poche. Sa quantité est notée. La bonne infiltration va limiter au maximum les saignements et donc la perte sanguine du patient. Ceci est un facteur qui va déterminer la bonne forme dans les suites opératoires.

Le mieux est de recueillir une graisse bien jaune. Le plus souvent la poche est plutôt orange clair.

La canule effectue des va-et-vient qui emporteront à chaque mouvement un tube plein de graisse et créent une travée qui se refermera lentement pendant la cicatrisation, expliquant le temps nécessaire – de deux à trois mois – pour constater le résultat. La graisse présentera des dizaines de petits tunnels laissant en place les tissus nobles, fibres, nerfs, vaisseaux sanguins et lymphatiques.

Les petites incisions de 2 ou 3 mm au niveau de la peau sont refermées avec des fils résorbables, le vêtement de contention, préalablement essayé et à la bonne taille, est passé sur le patient pendant qu'il dort encore, avant la sortie du bloc opératoire.

EN PRATIQUE

Le patient se réveille avec son vêtement en place. Ce vêtement, que l'on appelle dans le jargon un « panty », a pour but d'aider les tissus à se redraper. Il est recommandé de le porter pendant quinze jours.

Les douleurs sont curieusement supportables et la plupart des patients opérés sont déjà debout, habillés, et prêts à partir le lendemain de l'opération quand le chirurgien fait sa visite de sortie. Il existe évidemment des variations importantes qui dépendent des susceptibilités individuelles à la douleur.

La perte de poids est négligeable car les œdèmes vont prendre la place de la graisse pendant une période de deux mois environ, et même si 4 kg de graisse ont été retirés on ne verra pas de différence sur la balance.

La quantité de graisse aspirée est aussi un facteur important sur les suites opératoires. Dépasser les 4 litres de graisse expose à une fatigue et à des complications par perte de sang, et à une convalescence plus longue qu'il faudra anticiper. Compenser la perte de fer et vitamines, prévenir les risques de phlébites par des anticoagulants font partie des obligations postopératoires.

Une semaine de convalescence est le plus souvent nécessaire, voire davantage pour les grosses aspirations. Plus le saignement a été important plus la convalescence sera longue.

En dehors de ces tableaux assez typiques il existe des cas très légers, avec des zones limitées aux genoux par exemple, ou au menton, où les suites sont très légères; ce sont des cas pour lesquels on peut proposer une anesthésie locale.

Les suites présentent une constante: les bleus et les œdèmes. La zone opérée est traumatisée et réagit par un gonflement et des bleus, qui sont un saignement interne postopératoire. Ces bleus disparaissent en deux semaines, les œdèmes persistent plus longtemps, sur une période de deux à six mois.

Le sport est recommandé dès les quinze jours passés si la douleur le permet. Les drainages lymphatiques manuels par une personne expérimentée dans le postopératoire vont fortement aider l'élimination des œdèmes en guidant dans la circulation principale les liquides qui seront éliminés par les urines.

L'hospitalisation est soit ambulatoire, moins de vingt-quatre heures, pour les petites aspirations inférieures à 3 litres, soit de vingt-quatre heures pour les autres. La nuit passée à la clinique évite de se retrouver seul avec les douleurs qui sont calmées par la perfusion intraveineuse posée systématiquement à chaque opéré.

LES COMPLICATIONS POSSIBLES

Les infections sont rarissimes.

Le saignement occasionné par l'aspiration peut devenir important s'il persiste après l'intervention sous forme d'hématomes diffus. La perte sanguine peut alors avoir des répercussions : fatigue, anémie, essoufflement.

Le taux d'hémoglobine est le plus souvent contrôlé le lendemain de l'intervention. Si une anémie est révélée on effectuera une perfusion de fer. Parfois une anémie trop importante peut amener à pratiquer une transfusion sanguine.

La chirurgie du ventre et des membres inférieurs s'accompagne de manière générale d'un risque accru de phlébite. C'est la formation de caillots à l'intérieur des veines des membres inférieurs. Ces caillots occasionnent une douleur, de la fièvre, et un gonflement des mollets ou au pli de l'aine d'un seul côté.

Une phlébite peut se compliquer elle-même de la migration du caillot vers les veines du poumon et créer ce qu'on appelle une embolie pulmonaire, qui peut être grave.

Ces complications bien connues sont prévenues par le port de bas de contention pendant une quinzaine de jours et un traitement anticoagulant dans les suites de l'intervention, ce qui diminue considérablement ces risques. Le traitement anticoagulant est administré par injection sous-cutanée tous les jours à la même heure, soit par une infirmière soit par le patient lui-même.

Mon point de vue sur la lipoaspiration

****

Opération magique sur les formes indésirables, difficiles à perdre, à condition de respecter l'adéquation entre l'élasticité de la peau et la quantité de graisse retirée. C'est une intervention à pratiquer le plus jeune possible pour obtenir des résultats optimisés.

LA LIPOSTRUCTURE

LES ASPECTS TECHNIQUES

La lipostructure (ou *lipofilling*) est l'injection de la propre graisse du patient prélevée au niveau d'une zone par lipoaspiration, purifiée et filtrée, et ensuite réinjectée à un autre endroit.

La technique est bien établie pour que la greffe des cellules injectées puisse prendre : la graisse doit être bien répartie dans la zone à remplir à l'aide d'une mince canule qui distribue de fines travées.

Pour rester vivantes, les cellules greffées doivent être nourries par leur environnement. L'injection d'une trop grande quantité de graisse en un même endroit ne permettra pas à toutes les cellules graisseuses de rester vivantes et le pourcentage de résultats sera faible.

Cette technique a de multiples applications :

– injection de graisse dans le visage pour augmenter les joues ;

– traiter le creux des cernes ;

– augmenter le volume des seins : cette technique, qui est en plein développement, offre des résultats très beaux et naturels. Les avantages sont multiples. Les images radiologiques des seins peuvent présenter après injection de graisse quelques difficultés de lecture. Certains chirurgiens sont encore réticents à utiliser ce procédé, par manque de recul sur les risques en rapport avec le cancer du sein ;

– augmentation des fesses *(voir page 117)*;

– augmenter la taille du pénis ou des grandes lèvres *(voir page 124)*;

– en définitive, toute dépression sous-cutanée à laquelle nous avons besoin de redonner du volume.

Mon point de vue sur la lipostructure

Les progrès techniques sont nombreux et la technique est de plus en plus enseignée et diffusée. La patiente qui présente quelques rondeurs disgracieuses qui seront aspirées et qui bénéficiera en même temps d'une augmentation mammaire ou fessière sera doublement ravie. Les études à venir devraient lever le doute sur l'innocuité d'injecter de la graisse dans les seins sur le long terme et permettre de généraliser la technique.

LE LIFTING DES CUISSES

LA DEMANDE

Avec l'âge et également après amaigrissement, parfois après lipoaspiration excessive, les vergetures aidant, se crée un excès cutané à la face interne de la cuisse. La solution de redonner une certaine tension et fermeté par la musculation n'est pas inutile mais ne résout pas souvent le problème.

Les cuisses frottent à la marche. La peau irritée par ce frottement peut se pigmenter.

LES ASPECTS TECHNIQUES

Le geste de remonter la peau vers le pli de l'aine semble logique. **Les relâchements légers** *(dessins page suivante)* peuvent bénéficier de cette technique qui consiste en une incision dissimulée dans le pli de l'aine permettant de retirer un croissant cutané plus ou moins important, en prenant garde de ne pas en enlever trop car la cicatrice peut alors devenir très visible et descendre du pli de l'aine vers la cuisse.

Il existe souvent un excès cutané dans le sens vertical *(dessins page suivante)* associé jusqu'au-dessus du genou qui ne sera pas retiré par la technique suscitée. On doit alors retendre aussi dans le sens vertical en plus du sens horizontal sous peine d'obtenir un résultat insuffisant. Comme pour les bras il est parfois nécessaire de réduire la circonférence de la cuisse.

Les deux cicatrices horizontales, l'une dans le pli de l'aine et l'autre verticale le long de la cuisse, vont se croiser et prendre une forme de **T**. La nature n'aime pas les intersections en matière de cicatrice car le sang n'y arrive pas de manière optimale et il y a plus de risques de désunions et de problèmes de cicatrisation.

J'utilise une forme de **J inversé** qui aura pour avantages de retendre dans les deux sens et de ne pas créer d'intersection, avec moins de risques de désunion cicatricielle. Une liposuccion est souvent associée pour diminuer en même temps le volume de la cuisse et la resculpter avant de retendre la peau.

Pour les relâchements légers

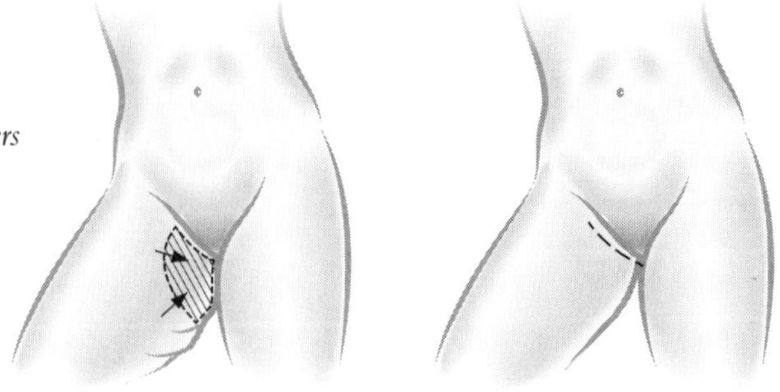

En cas d'excès cutané important

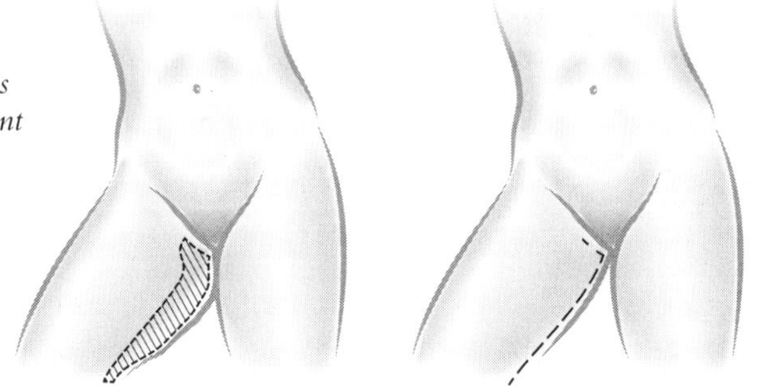

EN PRATIQUE

C'est une chirurgie peu douloureuse.

Durée d'hospitalisation: 24 heures.

Une surveillance de la cicatrice est nécessaire pendant les quinze premiers jours car les désunions, si elles arrivent, doivent être refermées par des points de suture le plus vite possible.

La position dans le pli de l'aine nécessite une hygiène parfaite et une désinfection fréquente. Les pansements « modernes » qui sont collés et recouvrent de manière hermétique la plaie sont indispensables dans cette intervention. Ils évitent que la plaie ne soit souillée.

Le port du vêtement de contention se fait pendant quinze jours.

LES COMPLICATIONS POSSIBLES

Infections, hématomes, désunions (ouverture de la cicatrice par mouvements excessifs), cicatrisation inesthétique.

LA CHIRURGIE DES FESSES

LA DEMANDE

La chirurgie des fesses est abordée différemment en fonction des cultures et origines ethniques. Les sujets de race blanche ou les Asiatiques n'ont pas été habitués aux magnifiques fessiers des Africains et à la beauté de leurs corps en général.

Nous n'osons même pas nous comparer. Les fesses rebondies sont un attribut indispensable pour les peuples de race noire ou métissée d'Afrique alors que pour nous les exigences sont plus raisonnables. Néanmoins, les demandes d'augmentation en France et en Europe s'accroissent. Nos collègues brésiliens sont plus à l'aise avec la chirurgie des implants fessiers car la demande chez eux est beaucoup plus développée.

LES PROTHÈSES FESSIÈRES

LES ASPECTS TECHNIQUES

La pose de prothèses est une chirurgie assez simple : incision, création d'une loge, mise en place d'un implant.

L'incision est dans le haut du pli fessier très peu visible, la loge est effectuée à l'intérieur du muscle fessier, là encore, comme nous l'avons vu pour les prothèses mammaires, la création de la loge doit être minutieuse et au bon endroit, ni trop haute, ni trop basse, ni trop écartée de la ligne médiane. Bref, tout est là !

Le choix de la taille de la prothèse est aussi capital car les proportions du corps doivent être harmonieuses. Le patient émet un souhait en montrant le volume désiré qui doit être traduit en centimètres cubes par le chirurgien.

Les implants fessiers sont souples mais plus résistants que les implants mammaires, le gel est le même mais l'enveloppe est deux fois plus solide.

Les suites ne sont pas de tout repos. C'est une chirurgie qui est plus douloureuse que les autres, mais évidemment supportable grâce à une bonne motivation et aux antalgiques, qui sont à prendre pendant une semaine au minimum.

La position assise est proscrite pendant trois semaines, la conduite est interdite.

La marche est à reprendre dès que possible. Pour dormir il faut s'allonger sur le côté ou dormir sur le ventre. Une fois la période de trois semaines passée, la vie redevient normale, avec toutes les variations individuelles possibles.

LES COMPLICATIONS POSSIBLES

Celles de toute chirurgie : hématomes, infections, désunions cicatricielles.

Celles dues aux implants : création d'une capsule rétractile autour de la prothèse *(Voir « Implants mammaires », page 88)* qui en durcit la consistance et peut devenir inesthétique. L'intolérance au corps étranger peut se manifester par un gonflement et des douleurs qui ne cèdent pas au traitement.

En lisant tout cela vous devez penser que je veux vous décourager, en réalité c'est une intervention magnifique qui donne de beaux résultats et une grande satisfaction pour les patients **motivés.**

D'autres méthodes existent :

LE *LIPOFILLING* DES FESSES

Les Anglais appellent cela ***Brazilian Buttock Lift.***

LES ASPECTS TECHNIQUES

L'augmentation de la fesse est réalisée en injectant la propre graisse du patient.

Cela est assez tentant à condition de trouver de la graisse quelque part ! Les patients qui demandent des fesses plus importantes ne sont pas toujours très enveloppés. Le cas idéal est celui d'une patiente ou d'un patient qui a besoin également d'une lipoaspiration : ventre, culotte de cheval, face interne des cuisses, hanches.

Le prélèvement de la graisse est une véritable lipoaspiration dans les règles de l'art, la graisse récoltée est filtrée, récupérée stérilement et réinjectée dans les fesses avec une fine canule *(Voir « La lipostructure », page 114).*

EN PRATIQUE

Comme dans toute réinjection de graisse il faut créer des travées multiples pour que les cellules greffées soient nourries par leur environnement et ne pas injecter en masse sous peine de perdre le bénéfice de la technique.

La graisse, même bien injectée, ne prend pas à 100 %. Le pourcentage de prise dépend de multiples facteurs : technique du chirurgien, tabac, existence d'hématomes…

Il faut de toute façon surcorriger, c'est-à-dire mettre plus de graisse, jusqu'à 30 % en plus du résultat escompté.

Les résultats sont très beaux et naturels mais il faut attendre au moins trois mois pour se réjouir.

LES COMPLICATIONS POSSIBLES

Les suites sont assez simples avec œdèmes et gonflements pendant deux semaines. Les douleurs sont modérées et ne sont pas comparables à celles des implants fessiers.

Les complications sont rares. Le vrai challenge est de faire en sorte que la graisse tienne. Le patient doit être associé au fait que le pourcentage de réussite de la prise de greffe est aléatoire.

L'AUGMENTATION DU VOLUME

Augmenter les fesses à l'aide d'acide hyaluronique est la technique la plus simple et la plus efficace. Elle se pratique sous anesthésie locale, dure moins d'une heure et permet d'injecter la quantité désirée à l'endroit désiré en réalisant une jolie sculpture des fesses. Le patient peut se lever, se regarder, donner son avis. Les complications sont rarissimes. Les douleurs ne dépassent pas quelques jours.

Le seul inconvénient est évidemment que le produit se résorbe lentement et qu'au bout de deux ans il faudra recommencer l'intervention. Le coût n'est pas négligeable, il est fonction de la quantité de seringues utilisées.

LA DIMINUTION DU VOLUME

Les fesses trop volumineuses peuvent bénéficier d'une **lipoaspiration.**

Elles sont le plus souvent associées à une culotte de cheval. L'intervention devra veiller comme toujours à respecter l'enveloppe cutanée et ne pas transformer des fesses fortes en fesses plates ou tombantes.

LE LIFTING DES BRAS

LA DEMANDE

Le relâchement des bras se fait sentir soit avec l'âge soit après une prise de poids et un amaigrissement consécutifs.

En positionnant les bras en croix, on peut constater une chute des tissus disgracieuse qu'il est difficile de masquer. La musculation des triceps souvent recommandée est certes bénéfique mais ne règle pas le problème au stade de relâchement installé.

La solution est de retendre la peau.

LES ASPECTS TECHNIQUES

L'idée qui vient en premier à l'esprit est de tirer la peau vers l'aisselle comme on remonterait une chaussette, geste que font volontiers les patients, ce qui semble efficace avec une cicatrice cachée sous le bras *(dessins ci-dessous).*

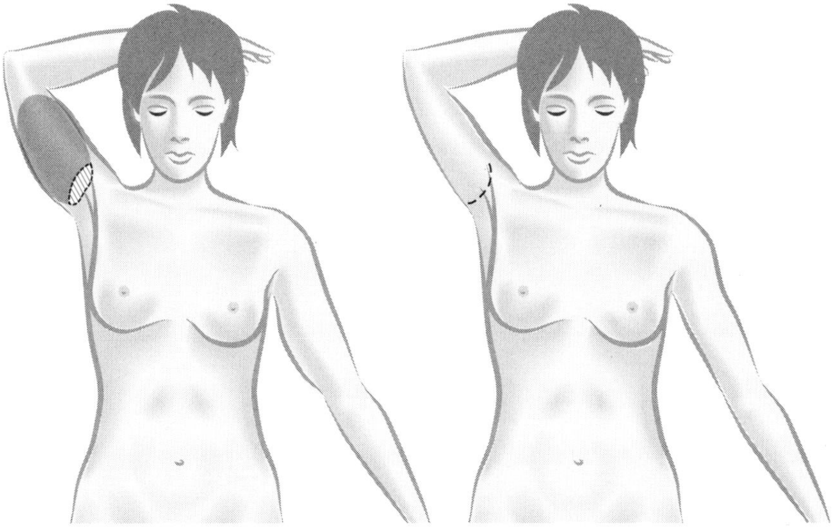

Incision sous l'aisselle pour un relâchement débutant

Cette solution existe mais ne s'applique qu'aux relâchements débutants et discrets, elle ne va certainement pas retendre la peau relâchée qui va souvent se rapprocher du coude. Cette technique ne peut pas diminuer la circonférence du bras.

L'élévation du bras se fera par une forte tension sur la cicatrice de l'aisselle avec un élargissement possible de celle-ci. Je ne pratique personnellement pas cette intervention pour les raisons citées.

L'incision longitudinale retend de manière harmonieuse le bras et réduit considérablement sa circonférence *(dessins ci-dessous).*

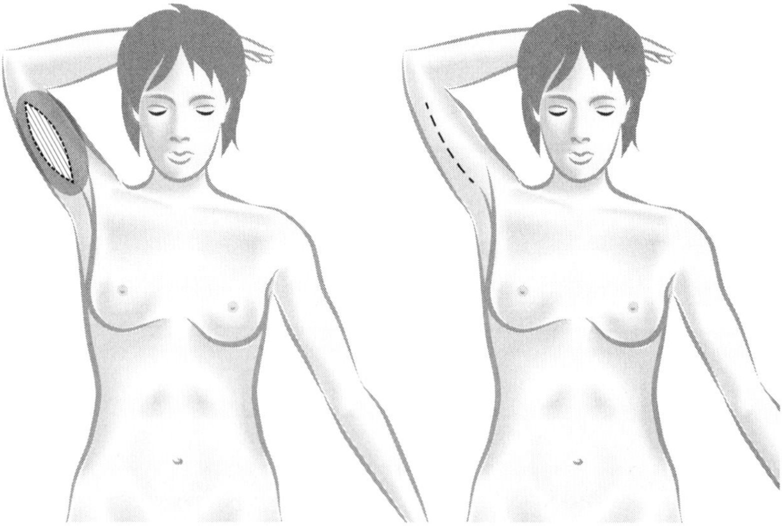

Incision longitudinale pour un relâchement important

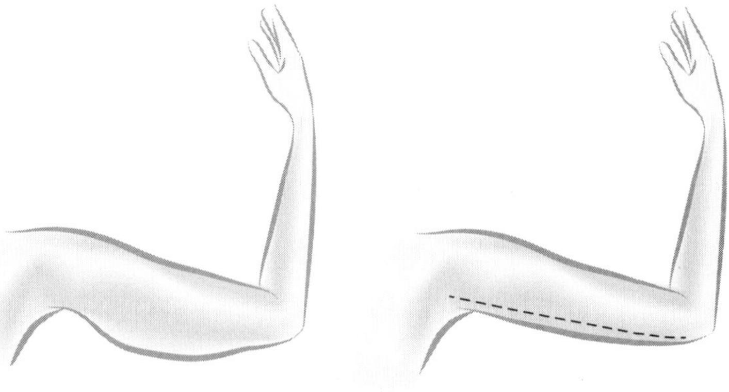

La cicatrice, qui est forcément assez longue, est placée sur la face interne du bras de manière à être dissimulée, de face et de dos, quand le bras est placé le long du corps.

Là encore la solution sera discutée avec la patiente car, si dans cette technique le relâchement va être réparé souvent de manière spectaculaire, la qualité de la cicatrice n'est pas vraiment prédictible et devra être pleinement acceptée par la patiente.

EN PRATIQUE

Il est déconseillé de pratiquer une importante lipoaspiration associée qui peut créer un relâchement supplémentaire. La simple remise en tension de la peau en gardant un volume de graisse suffisant va donner un bras bien cylindrique et parfaitement tendu.

Le chirurgien plasticien sait en principe adapter le volume à son enveloppe.

La liposuccion isolée des bras est réservée aux sujets jeunes sans aucun relâchement chez qui une élasticité suffisante va permettre à la peau de se retendre.

Le lifting de bras peut s'effectuer en ambulatoire. Les suites sont simples.

LES COMPLICATIONS POSSIBLES

Infections, hématomes, désunions (ouverture de la cicatrice par mouvements excessifs), cicatrisation inesthétique.

Une surveillance de la cicatrice est nécessaire pendant les quinze premiers jours car les désunions, si elles arrivent, doivent être refermées par des points de suture le plus vite possible.

Port d'un pansement « moderne » qui recouvre hermétiquement la cicatrice et permet les douches dès le premier jour.

LA CHIRURGIE INTIME

C'est une spécialité récente et en plein développement. Elle concerne l'aspect des organes génitaux externes chez l'homme et la femme.

CHEZ L'HOMME

Le pénis

La consultation est importante, elle doit déterminer les motivations et les attentes du patient. Sans parler de micropénis, certains hommes souffrent d'un véritable handicap dû à la taille insuffisante de leur pénis, entraînant des difficultés pour avoir des rapports sexuels harmonieux. D'autres demandes émanent de patients qui n'ont pas de problèmes dans leurs relations sexuelles mais désirent un sexe plus imposant.

Deux sortes d'interventions existent : l'allongement et l'augmentation de volume.

L'allongement pénien est réalisé en clinique, le plus souvent sous anesthésie générale. Il consiste à « désenfouir » le pénis en sectionnant un ligament qui attache le pénis au pubis et le maintient vers le haut pendant l'érection. Cette section partielle ou totale a pour effet de libérer la verge de la profondeur et lui faire gagner en moyenne trois centimètres de longueur. L'érection ne se fera plus vers le haut mais vers l'avant.

La cicatrice, située au niveau du pubis au-dessus de la verge, est discrète et les suites sont pratiquement indolores. L'hospitalisation est de vingt-quatre heures. L'augmentation de volume y est souvent associée.

L'augmentation de volume du pénis s'effectue par *lipofilling* *(Voir page 114)*.

L'intervention se pratique en clinique sous anesthésie générale. La graisse du patient est prélevée à des endroits variables où elle est la plus importante. Elle est recueillie dans une poche stérile, puis filtrée et réinjectée dans le pénis, augmentant ainsi son diamètre.

Une partie de cette « lipogreffe » va se résorber. Comme dans tout *lipofilling,* prévoir le pourcentage de prise de greffe est difficile mais une partie va prendre définitivement.

En général, un mois suffit pour évaluer le résultat. Il existe cependant des fontes graisseuses décalées dans le temps.

Certains médecins pratiquent l'injection d'acide hyaluronique *(Voir page 136)* pour augmenter le volume pénien. L'avantage est qu'il n'y a ni hospitalisation ni anesthésie générale. L'inconvénient est la résorption du produit dans l'année qui suit.

Mon point de vue

****

Ces techniques sont maintenant bien connues et très au point. Elles peuvent rendre de grands services. Bien sûr les excès sont toujours possibles, la taille « normale » d'un pénis est évidemment subjective. Les demandes sont le plus souvent logiques et compréhensibles, mais pas toujours ! Le bon sens du médecin doit jouer ici, particulièrement pour éviter les pièges et les excès et savoir parfois aiguiller son patient vers une aide psychologique.

CHEZ LA FEMME

La chirurgie des petites et des grandes lèvres (ou labiaplastie)

La chirurgie des petites lèvres est appelée nymphoplastie.

Les petites lèvres sont parfois externalisées et créent un bourrelet de peau plus ou moins important que certaines personnes considèrent comme disgracieux. Certaines femmes ressentent une gêne physique en permanence, surtout les sportives.

La chirurgie consiste à retirer l'excès de peau qui dépasse à l'extérieur de la vulve au-delà des grandes lèvres.

Cette intervention peut se pratiquer sous anesthésie locale assez aisément.

Il existe deux techniques :

– La première et la plus ancienne consiste à couper tout simplement la peau des petites lèvres qui est en dehors de l'orifice vaginal et qui dépasse des grandes lèvres *(dessin ci-dessous à gauche).* Sur le plan esthétique l'aspect du résultat n'est pas tout à fait naturel car la peau restante est lisse alors que le bord des petites lèvres présente de menues rugosités naturelles. Le bord est recousu tout simplement avec un fil à résorption rapide, ce qui ne nécessite pas d'autres soins qu'une hygiène fréquente.

– La seconde consiste à retirer un triangle taillé dans la petite lèvre *(dessin ci-dessous à droite)* et à le refermer. L'anatomie reste normale puisque le bord est conservé. C'est cette méthode qui est le plus souvent pratiquée. Il existe de rares cas où la suture peut lâcher et nécessiter une retouche, petite complication qui n'existe pas dans la première technique.

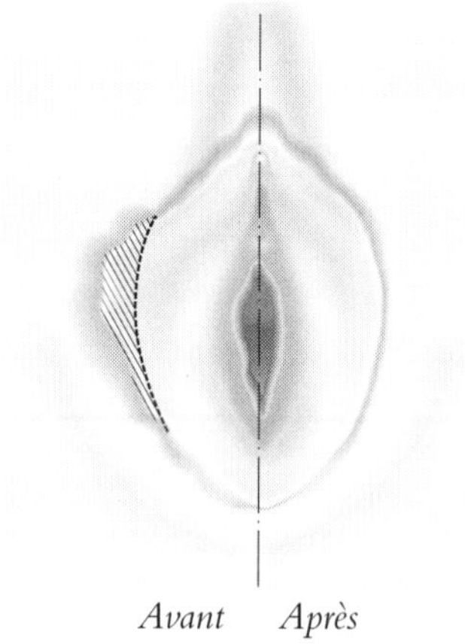

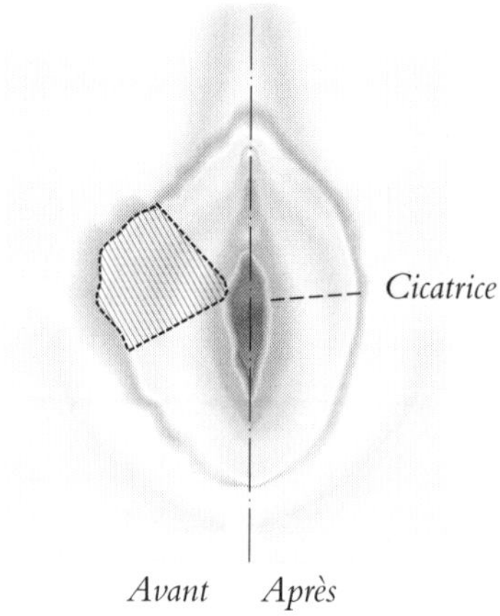

Pour la chirurgie des grandes lèvres, différentes éventualités sont possibles.

Cette chirurgie est le plus souvent pratiquée sous anesthésie générale avec hospitalisation de vingt-quatre heures. Les douleurs ne sont pas rares et doivent être prises en compte.

L'examen des grandes lèvres et l'évaluation de la gêne occasionnée doivent être effectués par le chirurgien et doivent déterminer la solution adéquate.

Si le volume des grandes lèvres est trop important on pratiquera une diminution de la graisse par microliposuccion. On pourra y associer l'ablation d'un fuseau de peau en excès dans le sens longitudinal si la peau est détendue.

Si au contraire le volume est insuffisant on proposera un *lipofilling.*

Si la peau est en excès et que l'orifice vaginal est béant on pourra retirer la peau des grandes lèvres, ce qui aura pour effet de supprimer la béance.

Les cicatrices sont le plus souvent de bonne qualité et peu visibles.

Les complications sont celles de toute chirurgie, déjà évoquées: hématomes, infections, désunions cicatricielles…

La vaginoplastie

Certains vagins sont trop larges, soit de manière congénitale, soit après plusieurs grossesses. Les rapports sexuels ne sont pas satisfaisants pour la patiente ou son partenaire. La solution consiste à réduire le diamètre du fourreau vaginal pour favoriser le contact intime.

Il existe deux méthodes:

– La première et la plus simple, appelée parfois « rajeunissement vaginal », consiste à injecter de la graisse dans la paroi vaginale et à réduire ainsi sa circonférence. La technique est celle du *lipofilling* *(Voir page 114)* et est donc soumise à la quantité de lipogreffe qui sera effective.

– La seconde relève de la chirurgie gynécologique et consiste à renforcer chirurgicalement les muscles du périnée du plancher pelvien situé entre le vagin et l'anus. Le vagin est resserré et se contracte mieux.

Mon point de vue

****

La diffusion des images pornographiques a fait ressortir des « standards » de beauté du sexe, bien sûr discutables, qui n'existaient pas auparavant. On peut le déplorer ou simplement le constater.

La « beauté » du sexe fait à présent partie des demandes féminines. Le médecin reste libre de faire ou ne pas faire…

À côté de cela il existe de véritables gênes physiques et morales qui pourront être soulagées grâce à la diffusion de l'information sur l'existence de ces techniques.

LA MÉDECINE ESTHÉTIQUE

Docteur Jean-Claude Hagège
Docteur Philippe Bellity

La médecine esthétique se propose essentiellement de lutter contre le vieillissement du visage.

La médecine esthétique s'est développée considérablement à partir des années 2000 grâce, d'une part, à l'apparition sur le marché de deux molécules: l'acide hyaluronique et la toxine botulique, et, d'autre part, à l'amélioration technique des lasers dermatologiques qui globalement s'utilisent à la surface de la peau pour lutter contre les rides, les taches brunes et la couperose.

Introduction et historique

Le développement exponentiel de ce qu'on appelle la médecine esthétique a été le fruit de la mise sur le marché de différents produits injectables.

Au départ, le silicone liquide a été utilisé très largement par les Américains qui ont littéralement rempli les visages et les fronts dans les années 70. Les patients allaient se faire injecter régulièrement avec un très bel effet magique. Le fait que ce produit ne se résorbait pas et pouvait migrer, a abouti à une accumulation progressive avec une chute du produit qui finissait par se retrouver en bas du visage de manière très inesthétique. Le pire a été l'injection des lèvres avec des déformations progressives caractéristiques effrayantes. Ceci sans parler des personnes qui développent, en plus, des réactions fibreuses dures sous forme de boules qui grossissent avec le temps. Le produit est dans les tissus et impossible à retirer. De nombreuses patientes présentent encore des problèmes et des déformations très difficiles à traiter.

Puis le collagène est apparu dans les années 80 et 90. C'était un produit résorbable et intéressant pour les rides mais qui ne donnait pas de volume et qui se résorbait un peu trop rapidement. D'origine bovine, et source d'allergies fréquentes, la maladie de la vache folle lui a donné un coup d'arrêt.

Puis l'acide hyaluronique est apparu dans les années 2000 révolutionnant le marché puisque bien toléré, résorbable et d'une durée de vie de plus en plus intéressante. Avec lui on a retrouvé les joies de pouvoir redonner des volumes au visage sans danger.

La toxine botulique est apparue dans le même temps avec un mode d'action complètement diffèrent et donnant des effets remarquables et nouveaux sur les différentes contractions musculaires qui donnent certes des expressions vivantes au visage mais qui donnent également des rides.

Globalement, avec ces deux produits, une nouvelle spécialité est née : la médecine esthétique injectable.

Nous allons vous exposer ces différents produits en commençant par la toxine botulique qui, par ses propriétés, mérite un chapitre à part, puis nous exposerons l'acide hyaluronique sous l'angle du vieillissement facial.

LA TOXINE BOTULIQUE

Docteur Jean-Claude Hagège

La toxine botulique (ou botulinique) a connu un extraordinaire essor ces dernières années, tout à fait justifié car c'est un produit dont l'efficacité n'est plus à démontrer; à condition bien entendu d'être utilisée par un médecin ou un chirurgien parfaitement formé.

La toxine botulique est, comme son nom l'indique, une toxine produite par une bactérie qui se développe dans les boîtes de conserve avariées. Son absorption bloque la transmission entre le nerf et le muscle, entraînant une paralysie. C'est cet effet pharmacologique qui a été utilisé en thérapeutique : ce produit ayant été très dilué, les laboratoires en ont gardé uniquement l'effet pharmacologique qui consiste à bloquer la transmission entre le nerf et le muscle.

Avant son emploi à visée esthétique ce produit a été utilisé par les ophtalmologues, les ORL, dans le but de corriger le strabisme et les tics de la face.

On s'est rendu compte beaucoup plus tard que l'on pouvait utiliser la propriété de ce produit à des fins esthétiques, c'est-à-dire que l'on pouvait bloquer les muscles du visage qui, eux, sont à l'origine des rides. En conséquence, depuis 2003, la toxine botulique a reçu une autorisation officielle de mise sur le marché (AMM), à condition d'être utilisée pour traiter exclusivement les rides situées au niveau du front, c'est-à-dire les rides intersourcilières que l'on appelle aussi les « rides du lion ». Mais l'on sait bien entendu que l'indication a dépassé l'autorisation officielle et que ce produit est utilisé pour toutes les rides du front et de la patte d'oie.

Bien entendu, en bloquant la contraction de ces muscles on diminue l'importance des rides. Il est important de savoir qu'au niveau du front il y a en permanence un effet de balance entre deux forces opposées : la première force, qui fait remonter les sourcils vers le haut, donne l'air « étonné ». Cette remontée des sourcils est due à un puissant muscle, le muscle frontal. À l'opposé se trouvent les muscles abaisseurs dont le rôle est au contraire d'abaisser et de froncer les sourcils. Nous sommes donc en permanence en équilibre entre ces deux forces. Le médecin ou le chirurgien esthétique doit doser la toxine botulique en fonction de votre front, de manière à atténuer les rides sans bien entendu figer.

Une question que me posent souvent mes patientes : *« Pourquoi la toxine botulique plutôt que des comblements par de l'acide hyaluronique ? »* Parce que les rides du front sont des rides d'expression, des creusements dus à la contraction des muscles et non pas, comme les rides au niveau du visage, dus à un relâchement de la peau ; ces rides se comblent par de l'acide hyaluronique. Le but essentiel de la toxine botulique est bien entendu de diminuer les rides et non pas d'empêcher la contraction des muscles de manière à maintenir les expressions du front.

Il faut savoir que nous n'avons pas tous la même force de contraction au niveau des muscles. De plus nous avons tous une asymétrie au niveau du front, certains muscles sont plus puissants du côté droit et d'autres du côté gauche. Il est donc très difficile dès la première séance de doser les quantités que nous devons injecter. Il est alors conseillé au cours de cette première séance de ne pas mettre trop de produit. Par la suite, il conviendra d'adapter cette quantité en fonction des résultats obtenus.

La préparation

On peut se présenter au cabinet du médecin sans aucune préparation particulière. Il n'est pas besoin d'être à jeun. Il faut simplement éviter de prendre, trois semaines avant et après l'injection, de l'aspirine ou un produit qui pourrait perturber la coagulation du sang. Il y a aussi certaines contre-indications :

– l'allaitement ;
– certaines maladies neuromusculaires ;
– les maladies auto-immunes.

Bien entendu, la toxine botulique est contre-indiquée en cas d'hypersensibilité connue à la neurotoxine botulinique A.

Il faudrait aussi signaler au médecin :
– si vous avez des spasmes habituels ou pathologiques au niveau du visage ;
– si vous avez eu des antécédents de paralysie faciale ou même si vous avez une asymétrie importante et visible au niveau du front, surtout au niveau du relèvement des sourcils.

En pratique

En général, une anesthésie locale de surface n'est pas nécessaire car le produit ne fait réellement pas mal.

Le chirurgien commence par vous faire contracter les muscles du front pour marquer, à l'aide d'un crayon dermographique, les repères des muscles les plus mobiles *(dessin ci-dessous)*. Ensuite vous êtes allongé et le chirurgien, après nettoyage de la peau, pratique les petites injections nécessaires (une quinzaine). Les aiguilles sont très fines, les injections ne sont pas douloureuses. Si vous avez une sensibilité exacerbée vous pouvez appliquer sur la peau des anesthésiques de surface. La durée de ces injections est d'une dizaine de minutes environ.

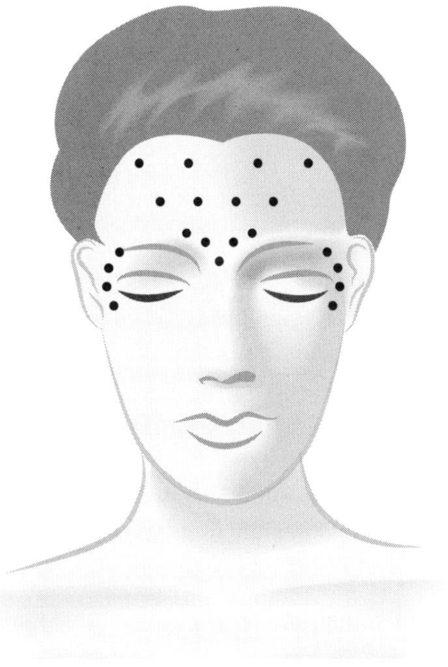

Les suites

Il n'est pas conseillé de pratiquer des activités sportives ou de faire des mouvements importants de la tête ou même du corps pendant une journée. Il n'est pas nécessaire de masser les zones injectées.

Il peut exister, au niveau du front, quelques petites rougeurs ou légers gonflements aux points d'injection qui durent en général une petite heure. Bien entendu on peut reprendre ses activités professionnelles quelques heures après l'injection.

Quelques effets indésirables ont été signalés par les patientes. Ils ne durent pas:
– rarement des ecchymoses (des petits bleus), qui sont dues au contact de l'aiguille avec une veine. Elles disparaissent après quelques jours;
– quelques petites douleurs éphémères au niveau du front autour de la zone injectées. Elles ne durent pas non plus.

Le suivi

Il faut savoir que les résultats ne sont pas visibles immédiatement. Les rides commencent à s'atténuer après trois ou quatre jours. Une légère asymétrie éphémère peut inquiéter les patientes mais le résultat final s'apprécie après quinze jours. Ce résultat dure environ quatre à six mois pour la première injection.

À partir de la deuxième ou de la troisième injection, le résultat durera longtemps: huit mois et même quelquefois un an.

Il n'est pas recommandé de pratiquer de nouvelles injections avant la disparition du résultat car l'on risque une sorte « d'immunité au produit »: le produit n'aura plus la même efficacité.

Que peut-il arriver?

Il existe quelquefois une ride très profonde, verticale, dans la région médio-frontale. Cette ride est souvent due, en plus de la mobilité importante du muscle, à une cassure de la peau. Elle ne disparaît pas complètement avec la toxine botulique. Dans ce cas il faut compléter par des injections d'acide hyaluronique.

Il peut persister aussi des insuffisances de résultats, surtout après la première séance car la dose nécessaire n'est pas encore établie. Une retouche doit être envisagée. Il arrive aussi que les rides soient atténuées davantage d'un côté que de l'autre, de manière asymétrique. Les muscles du front n'ont jamais la même force du côté droit que du côté gauche. Il convient donc de noter cette asymétrie pour la prochaine injection. En ce qui concerne ces asymétries il est très important de bien examiner votre visage avant l'injection de toxine botulique, de détecter une asymétrie éventuelle, et de la signaler à votre médecin.

Il existe aussi de rares complications, elles sont en général éphémères. On peut ainsi observer une « ptose », c'est-à-dire une chute du sourcil d'un côté, due à la diffusion du produit. Dans ce cas cette rare complication régresse en général après quelques semaines.

Des maux de tête ont aussi été signalés, qui disparaissent en quelques jours.

Enfin, d'autres complications exceptionnelles ont aussi été signalées : des réactions allergiques, éruptions cutanées, des nausées, de la fatigue...

L'ACIDE HYALURONIQUE

Docteur Philippe Bellity

L'acide hyaluronique permet de remplacer les volumes perdus du visage et de traiter les rides. Ce produit existe en grande quantité dans notre corps, c'est donc un produit « naturel » qui une fois injecté est reconnu par l'organisme qui le consomme plus ou moins vite : il est « résorbable » et de ce fait très bien toléré. Ceci est primordial car tout produit non résorbable est considéré par l'organisme comme un corps étranger avec des conséquences souvent négatives.

Il est synthétisé par les laboratoires et « gélifié » grâce à un procédé chimique qu'on appelle « réticulation ». Imaginez des petits brins qu'on lie entre eux par des petits ponts. Plus il y a de ponts et plus le gel sera compact. Nous disposons ainsi de plusieurs concentrations de ce gel en fonction de l'effet désiré. Pour remplacer les volumes, l'injection se fera profondément avec un gel fortement réticulé tandis que pour une fine ride superficielle on utilisera un gel plus fluide et une aiguille beaucoup plus fine.

Nous avons actuellement à notre disposition ce dont nous rêvions il y a quinze ans : pouvoir changer et remplacer les volumes du visage, véritablement resculpter le visage avec un produit résorbable et sans danger : l'acide hyaluronique.

La transformation est spectaculaire, l'effet sur le visage est un effet d'apaisement, de lissage des traits. Le visage paraît moins fatigué.

Si l'analyse est bien menée, par un praticien bien expérimenté, le traitement ne doit remplacer que les volumes manquants, pas au-delà, l'entourage ne doit rien remarquer car l'effet est subtil et s'intègre à un visage sans modifier sa personnalité.

Le chirurgien plasticien connaît bien les phénomènes de modification de volume au cours du vieillissement car au cours de la chirurgie du rajeunissement, il s'attaque aux relâchements et également aux remplacements de volumes du visage selon les mêmes principes, mais il utilise la graisse comme matériau de comblement.

Une analyse précise du visage est réalisée, les zones à recombler sont marquées au crayon.

Une invention française, la microcanule, a récemment révolutionné la technique d'injection. C'est un tube très fin dont le bout est fermé et non tranchant, qui, une fois la peau traversée grâce un minuscule trou d'aiguille, peut glisser sous la peau et dans les tissus sans occasionner ni douleurs ni saignements. Ces microcanules permettent de répartir le produit avec une grande précision et à la profondeur voulue.

Les remplacements de volumes s'effectuent au niveau des joues, des plis nasogéniens, de la vallée des larmes, des pommettes, des arcades sourcilières, des cernes, des tempes, au niveau des plis d'amertume et du menton, et pour redessiner l'ovale du visage.

J'aime la médecine esthétique. Je l'ai pratiquée au fur et à mesure des découvertes et j'ai suivi sa progression. Pour moi c'est un appoint indispensable à la chirurgie.

La première raison est qu'elle règle des problèmes qui ne sont pas du tout traités par la chirurgie – traitement des rides –, elle est complémentaire.

La seconde raison importante est qu'avec l'expérience je peux affirmer que l'injection d'acide hyaluronique a un effet certes de comblement, mais aussi un effet préventif sur le vieillissement en améliorant la **qualité de la peau.**

Les patientes suivies régulièrement depuis des années bénéficient d'une amélioration de la qualité de la peau et une raréfaction des rides; les volumes traités le sont de façon de plus en plus durable. Il y a de manière indiscutable un effet très bénéfique sur les tissus.

L'idée importante qui en découle est que les rides, sillons et autres sont à traiter **le plus jeune possible** pour ralentir le processus au fur et à mesure qu'il apparaît. Une jeune femme de 35 ans qui commence à avoir un sillon nasogénien légèrement marqué et un début de ride du lion ne devrait pas attendre que cela se creuse davantage, mais au contraire faire en sorte d'en stopper l'évolution.

Mon conseil est de consulter tous les ans pour débusquer les signes qui apparaissent. C'est un moyen de gestion du capital jeunesse de notre visage. Le suivi régulier va aussi permettre de proposer des solutions chirurgicales précoces et peu invasives au bon moment, quand la médecine esthétique a fait son maximum.

Comment vieillit le visage ?

Chaque personne subit son propre cheminement selon l'hérédité et les facteurs externes comme le soleil, le tabac, la manière de s'alimenter, les chocs et stress de la vie, la maladie.

Les quatre phénomènes importants sont :
– la perte et la modification des volumes du visage ;
– l'apparition des rides ;
– la contracture des muscles de la mimique ;
– le relâchement des tissus *(voir « Qu'est qu'un lifting », page 20)*.

Je vais vous décrire zone par zone les modifications du visage qui apparaissent au fil du temps. Leur description va vous permettre de comprendre les différents types de traitements qui sont à la disposition des médecins.

Évidemment ces signes n'apparaissent pas de la même manière chez tous les individus. L'analyse du visage va permettre de déceler les zones faibles qu'il faudra traiter en priorité et déterminer des plans de traitement qui seront curatifs mais également préventifs en insistant sur les zones de votre visage qui ont tendance à vieillir plus vite.

LES MODIFICATIONS DU VOLUME DU VISAGE

Les volumes osseux

Les os du visage diminuent en volume avec l'âge. Le volume des maxillaires supérieur et inférieur est très lié à l'apparition ou à la disparition des dents. La perte des dents et de l'os qui entoure la racine des dents fait reculer la mâchoire supérieure et par conséquent le support du nez, et la mâchoire inférieure et le menton, qui recule et perd son beau dessin ovale initial.

Un visage qui a une bonne charpente osseuse vieillira mieux car les tissus, s'y accrochant, trouvent un support et ont moins tendance à se relâcher.

La bonne santé dentaire permet de conserver l'os qui entoure les racines et participe à la prévention du vieillissement volumétrique du visage.

Les volumes des parties molles

Un visage jeune présente une peau et une couche de graisse sous-jacente uniformes, élastiques et lisses. Avec le temps cette couche de graisse se modifie, s'amincit à certains endroits et se stocke sur le bas du visage : les volumes ne sont plus uniformes, le visage se « fragmente ». Les volumes sont donc remplacés dans certaines zones du visage par un comblement *(dessin ci-contre)* réalisé essentiellement par de l'acide hyaluronique.

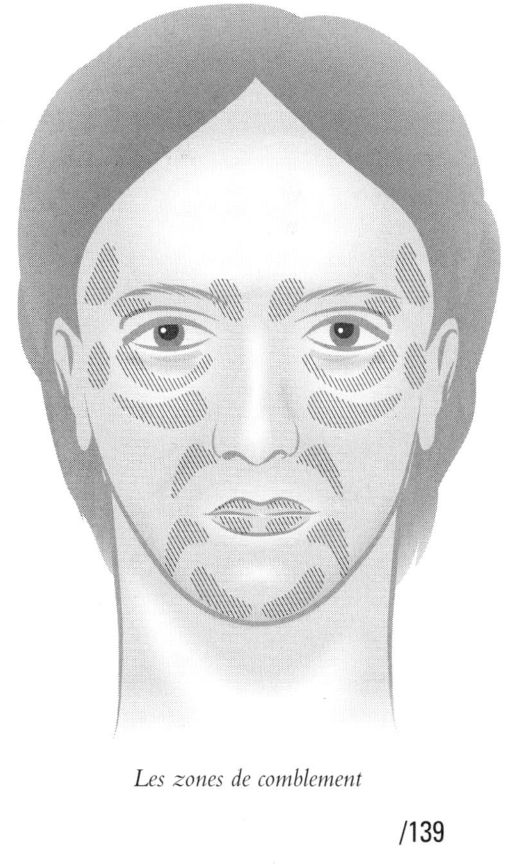

Les zones de comblement

LE VIEILLISSEMENT ZONE PAR ZONE

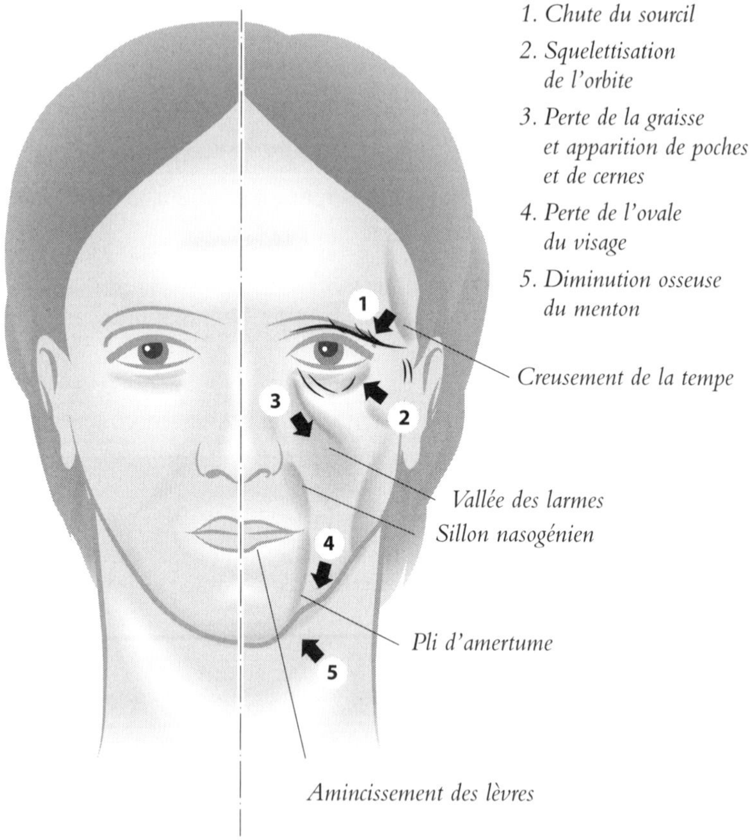

La région du front et des sourcils

Le front possède un muscle principal: le muscle frontal, nappe musculaire qui adhère à la peau du front. Ce muscle se situe au-dessus des sourcils et s'étend jusqu'à la ligne chevelue. Sa contraction relève le sourcil et donne l'air étonné. La peau se plisse et apparaissent des plis horizontaux.

Peu à peu la peau se creuse de rides qui deviennent permanentes. La cassure de la peau, plus ou moins profonde, devient visible sur le visage détendu. Chez certains sujets les rides apparaissent très jeune, dès l'âge de 20 ans.

Elles dépendent de la force de ce muscle. Disons d'emblée que la toxine botulique permet de les faire disparaître en en supprimant la force de contraction. Avant cette découverte, la solution pour les faire disparaître était chirurgicale et consistait à réaliser un lifting frontal *(voir page 29)* avec une longue incision dans le cuir chevelu pour retendre le front et fragiliser le muscle frontal. Cette intervention, à présent inutile et trop agressive pour traiter les rides, est devenue beaucoup plus rare. On l'utilise uniquement pour remonter les sourcils.

Avec le temps la perte d'élasticité de la peau du front provoque une chute du sourcil alourdissant la paupière supérieure. La disparition de la graisse de l'arcade sourcilière qui se vide continue de provoquer la chute de la paupière supérieure *(dessin page 140).*

Pour contrecarrer la chute du sourcil il se produit une contraction réflexe du muscle frontal qui relève le sourcil mais qui accentue par la même occasion les rides du front.

TRAITEMENT: les rides du front sont traitées par la toxine botulique qui supprime leur cause en supprimant la contraction du muscle.

S'il existe une chute du sourcil, la toxine n'est plus conseillée car elle va aggraver cette chute. Il est possible aujourd'hui de se passer de la toxine et de traiter les rides du front par injection d'acide hyaluronique. Le médecin devra injecter chaque ride à la bonne profondeur et être patient car elles sont longues et nombreuses. On peut également injecter de l'acide hyaluronique sous le muscle en nappage, ce qui produit l'effet de retendre et rebomber le front avec des résultats très intéressants.

La queue du sourcil possède une anatomie particulière *(dessin page 140)*

Elle n'est pas rattachée au front mais plutôt à la tempe. Elle n'a pas, comme le reste du sourcil, le muscle frontal au-dessus d'elle et ne peut donc pas se relever. Inévitablement elle va chuter en vieillissant, entraînant le côté extérieur de la paupière supérieure.

Autour des yeux existe un muscle rond, le muscle orbiculaire, qui en se contractant va fermer les paupières et resserrer les yeux.

Il va créer sur le côté les rides de la patte d'oie et attirer lui aussi la queue du sourcil vers le bas.

À ceci s'ajoute la perte du volume du muscle de la tempe qui contribue à la chute de cette région: la tempe se creuse, faisant apparaître le pourtour osseux de l'orbite.

Nous voyons que plusieurs phénomènes se combinent pour que la queue du sourcil ne tienne pas à sa place.

TRAITEMENT: si l'on affaiblit ce muscle orbiculaire avec de la toxine botulinique il va se relâcher et la queue du sourcil va remonter en même temps que les rides de la patte d'oie vont s'estomper.

L'arcade sourcilière, si elle est plate et vidée, peut être injectée délicatement avec de l'acide hyaluronique et redonner ce joli bombé qui attire la lumière, et remonter également le sourcil.

La tempe, si elle se creuse, doit être remplie, donnant un effet rajeunissant étonnant. Le remplissage de la tempe avec de l'acide hyaluronique doit se faire profondément dans le muscle temporal.

Les rides de la patte d'oie, si elles sont marquées au repos, réalisent des lignes en rayon qui sont traitées une par une par des injections d'acide hyaluronique fluide. Ces injections doivent être très fines et délicates sous peine de voir apparaître des petites perles disgracieuses. Il y a également souvent des petits bleus qui sont difficilement évitables.

L'espace entre les deux sourcils *(dessin p.140)*

Cet espace s'appelle la glabelle. Des petits muscles responsables de nombreuses expressions permettent de mobiliser la tête du sourcil. Lorsque l'on fronce les sourcils les mimiques du visage traduisent l'inquiétude, le doute, la colère... bref des expressions utiles, mais qui sont loin du regard détendu et zen en général souhaité. Le vieillissement aboutit aussi à une contraction excessive et permanente de ces muscles que j'appelle « contracture » et créent entre les sourcils ce qu'on appelle les **rides du lion.** Au début ce sont de simples cassures de la peau puis deux creux ou sillons permanents se dessinent de chaque côté, participant au vieillissement du regard.

TRAITEMENT: la toxine botulique peut être utilisée ici de manière très efficace pour stopper la contraction des muscles qui rapprochent les sourcils, donnant une expression « zen ». (Rappelons que la toxine est à renouveler tous les six mois).

Si l'on désire garder l'expression et pouvoir continuer à froncer les sourcils, on n'utilisera pas la toxine mais on pratiquera le traitement par comblement: l'injection des creux avec l'acide hyaluronique en profondeur va faire disparaître les sillons; outre le sillon, on traitera la ride par une injection superficielle d'acide hyaluronique. Ce traitement de comblement est très efficace et ses effets durent longtemps. Rappelons que la toxine est à renouveler tous les six mois.

Autour des yeux *(dessin p.140)*

La région péri-orbitaire se modifie en premier, rendant également visible le pourtour osseux de l'orbite et laissant apparaître des poches de graisses sous les yeux. Ces poches de graisses, devenues apparentes sous forme d'une bosse, délimitent un cerne creux sous-jacent.

Les cernes creux donnent l'air fatigué. Il faut bien analyser cette région avant de proposer un traitement. Les poches de graisse doivent être diminuées chirurgicalement.

TRAITEMENT: on peut recombler ces creux avec de l'acide hyaluronique, ce qui est une technique délicate.

On a remarqué que le produit à ce niveau ne se résorbait pratiquement pas.

La quantité injectée doit être très précise, très bien répartie et à la bonne profondeur, et ce, pour un effet qui va durer plusieurs années. Nous voyons souvent des bourrelets bleutés créés par du produit injecté en trop grande quantité ou d'une manière trop superficielle, et qui donnent à leur tour un air fatigué et bouffi.

Nous avons heureusement la possibilité de résorber ces excès de produits injectés par un antidote qui fait disparaître l'acide hyaluronique injecté quasi immédiatement.

D'autres éléments sont à considérer sous les yeux. Les rides et plis de la peau de la paupière inférieure ne sont pas injectables car la peau est trop fine. S'il existe un relâchement de la peau et de nombreux plis à ce niveau il faudra proposer de retendre cette peau en excès *(Voir « La paupière inférieure », page 52).*

Juste en dessous du cerne, la joue perd sa graisse également, créant un sillon appelé « **vallée des larmes** ». Son comblement discret va effacer la fatigue du visage et lui redonner son tonus.

Ici encore le remplissage excessif va « tout gâcher » d'autant plus que, lors du sourire, cette région va bomber en excès.

La pommette *(dessin p.140)*

Sur le côté de l'orbite, elle perd sa rondeur et devient plus osseuse.

TRAITEMENT: il est avantageux de redonner du volume, grâce à l'acide hyaluronique, aux pommettes si elles sont plates et que le visage est longiligne. Un visage équilibré doit être légèrement plus large en haut. Je recrée parfois un léger volume de la pommette qui déplace le centre de gravité du visage vers le haut. Par contre, si la pommette osseuse est bien développée il faut éviter de la marquer davantage. Ceci est très subtil: une erreur de proportions à ce niveau va donner un résultat antinaturel.

La joue et la bajoue *(dessin p.140)*

La joue se fragmente également. On a l'impression que la graisse de la joue a fondu comme de la cire et qu'elle est descendue vers le bas du visage, créant la bajoue. Ce phénomène modifie l'ovale du visage.

La bajoue est délimitée en avant par le menton qui lui-même perd son volume osseux.

Ces deux phénomènes confondus participent à la création d'un creux qui tire la bouche vers le bas, qui fragmente le bas du visage et qu'on appelle « **pli d'amertume** ».

Ajoutons l'action du muscle DAO (depressor-anguli-oris), qui part du coin de la bouche et qui, en se contractant, attire la commissure buccale en bas, donnant la mimique d'expression de dégoût ou de doute.

Nous voyons que plusieurs phénomènes concourent à la chute du coin de la bouche en creusant deux sillons d'amertume inesthétiques qui vont signer le vieillissement du bas du visage. Les Anglais appellent cela les **lignes de la marionnette**.

Nous avons vu qu'au niveau du bas du visage s'effectue un « morcellement » entre le menton et la joue.

TRAITEMENT: **le pli d'amertume** peut être comblé avec de l'acide hyaluronique, ce qui corrige ce morcellement et recrée l'unité entre le menton et la joue ; on y associe souvent une petite augmentation correctrice du menton.

Le volume recréé va automatiquement réduire la bajoue en avant en diminuant la fracture de l'ovale du visage.

On peut également injecter pour redessiner **le rebord mandibulaire** et recréer artificiellement une ligne d'ovale jusqu'à l'angle de la mâchoire.

Bien sûr cette « sculpture » a des limites. Ces comblements ne sont plus indiqués si le relâchement de la peau est important car ils risquent d'alourdir les traits de manière inesthétique.

À partir d'un certain stade, **la bajoue** ne peut être traitée que par une chirurgie soit mini-lifting (*French lift*) qui va retendre la joue soit lifting cervico-facial, si le cou est relâché aussi.

Les sillons nasogéniens *(dessin p.140)*

La perte osseuse de la mâchoire supérieure va faire reculer le massif facial et creuser les sillons nasogéniens de chaque côté du nez.

Ce sont souvent les premiers signes du vieillissement, apparaissant à l'âge de 35 ans.

TRAITEMENT: leur comblement à l'acide hyaluronique est très efficace, surtout dans la partie supérieure qui se creuse près du nez. S'il existe une ride associée elle sera traitée en même temps, très superficiellement, avec une aiguille fine.

Les lèvres *(dessin p.140)*

Les lèvres subissent deux sortes de vieillissement: le bord des lèvres (lèvre rouge) s'amincit, et la lèvre blanche (la peau autour des lèvres) se plisse sous l'effet de la contraction musculaire.

L'homme est épargné par ces rides grâce aux follicules pileux qui épaississent le derme.

TRAITEMENT: au début on peut constater la présence de plis uniquement au mouvement des lèvres qui disparaissent au repos. À ce stade le traitement par une goutte de toxine botulinique peut diminuer ce plissement.

Les rides permanentes de la lèvre blanche sont traitées au début par des injections fines sur chaque petite ride identifiée. Le gel redonne une petite épaisseur élastique qui évite que la peau ne se plisse à nouveau facilement. Il est important d'anticiper ce vieillissement et de le traiter au tout début.

À un stade plus important on associera un « nappage » du derme de toute la lèvre blanche à la microcanule pour redonner une légère épaisseur élastique au derme aminci.

Un amincissement de la lèvre rouge donne l'air durci et sévère. L'augmentation de la lèvre rouge déclenche toujours la grande crainte de se retrouver avec une bouche ridiculement gonflée comme on le voit trop souvent. Les patients font toujours référence à la même personnalité française bien connue.

Le sens artistique du médecin est important pour redonner le galbe perdu. Il devra le faire de manière imperceptible, sans surcorriger. L'utilisation des photos anciennes de la patiente est utile pour se rapprocher de l'aspect naturel original.

Le « repulpage » est encore plus subtil, c'est l'injection très superficielle de la muqueuse de la lèvre rouge qui donne un air « moins sec » à la muqueuse et accorde un effet « gloss » permanent.

À signaler toutefois que les lèvres surgonflées, qui prennent des noms d'animaux dans le langage courant, l'ont été le plus souvent avec du silicone qui est un produit non résorbable et maintenant interdit, qui vieillit mal en déformant la bouche. Ce n'est pas le cas avec l'acide hyaluronique.

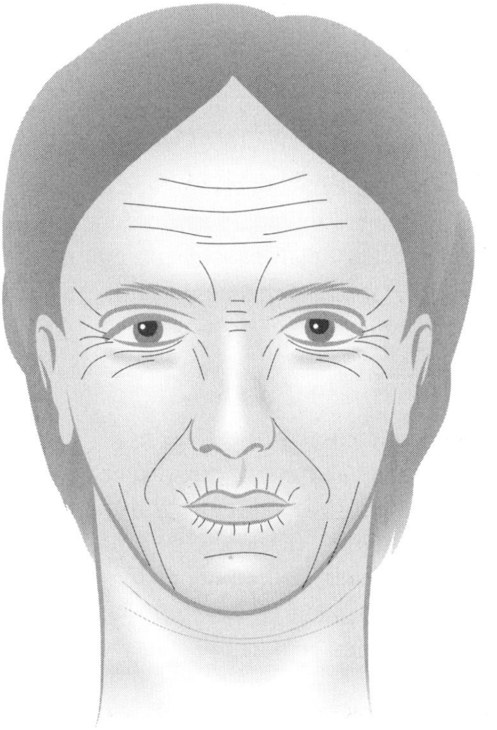

Emplacements des rides

L'APPARITION DES RIDES

On peut décrire une ride comme une cassure irréversible de la peau (sauf traitement bien sûr). Elle se présente comme une ligne en creux plus ou moins profonde. Au début très superficielle on l'appelle ridule, mais surtout elle est présente en permanence c'est-à-dire quand le visage est au repos, sans expression ni contraction.

Les rides sont dues à une modification de l'architecture cellulaire de la peau au niveau de son élastine et de son collagène. Elles sont à distinguer des **sillons**, qui sont des creux, et des **plissements**, qui apparaissent à la contraction des muscles de la mimique et qui disparaissent une fois le muscle relâché.

Par exemple, au niveau de la lèvre supérieure, la contraction des muscles pour prononcer la voyelle **U** fait apparaître des plis qui vont disparaître une fois la contraction terminée. Plus tard, à force de contraction, apparaît une cassure de la peau à l'endroit de ces plis qui devient permanente et ne disparaît plus au repos.

La même chose se produit au niveau des rides de la patte d'oie, de la ride du lion et de la racine du nez, du front, des joues, du sillon nasogénien... Les rides apparaissent aux endroits où la peau se plisse sous l'effet des muscles d'expression *(dessin ci-contre).*

Le traitement des rides

A – Le comblement

L'injection d'acide hyaluronique fluide avec une aiguille très fine permet de remonter le niveau de la ride et de la faire disparaître ou de l'estomper fortement. La profondeur de l'injection dépendra de la profondeur de la ride. Toute ride, même la plus fine, peut être traitée. Si l'injection est faite trop superficiellement, elle peut laisser des petites perles visibles sous la peau, et l'injection trop profonde peut être inefficace.

Le résultat dépendra de la bonne profondeur et de la taille d'aiguille utilisée donc de l'expérience ou du talent de votre médecin.

L'effet sur ces rides superficielles est remarquable : la texture de la peau se modifie. Le produit semble s'intégrer au derme et participer à une véritable régénération des tissus. Une ride bien traitée, même si elle réapparaît au bout d'un certain temps, n'aura plus la même texture qu'avant traitement. Certaines disparaissent totalement.

Il est difficile de répondre à la question : *« Combien de temps dure l'effet du traitement ? »* En ce qui me concerne je préfère expliquer que les personnes désireuses d'entretenir leur peau et leur visage doivent consulter tous les ans pour effectuer les différents traitements nécessaires et traiter les rides au fur et à mesure de leur apparition. Nous constatons que les rendez-vous annuels nécessitent de moins en moins d'actes. Les personnes qui consultent depuis plusieurs années bénéficient d'un réel rajeunissement car l'effet trophique et hydratant de ces produits sur la peau réalise un traitement curatif et préventif du vieillissement.

Une fois les rides traitées, il existe d'autres traitements qui améliorent la qualité de la peau.

B – Le nappage

Je pratique volontiers cette technique qui consiste à tapisser littéralement la partie profonde du derme avec de l'acide hyaluronique très fluide appelé ***skinbooster***. Ceci donne un effet spectaculaire immédiat de bonne mine et de peau en bonne santé. La peau est retendue de l'intérieur et permet sur plusieurs semaines ou plusieurs mois, en fonction du produit utilisé, d'obtenir une bonne hydratation des tissus. Les femmes traitées me rapportent qu'elles n'ont plus besoin de crème hydratante et sentent leur peau beaucoup moins sèche.

La technique, qui est simple et prend quelques minutes, consiste à introduire une microcanule sous la peau à travers le trou d'une petite aiguille après une instillation d'une goutte d'anesthésie locale. Une fois sous la peau la canule peut glisser sans douleur ni saignement et répartir très facilement le produit de manière uniforme sur les zones à traiter.

C – La mésothérapie

Ce traitement consiste à faire des multi-injections sur tout le visage à l'aide d'une aiguille très fine et très courte. Les produits injectés peuvent être variables et plus ou moins efficaces. Les vitamines et autres cocktails n'ont pas prouvé leur efficacité car ils sont très vite éliminés. L'injection d'acide hyaluronique en mésothérapie est par contre très bénéfique. Le nappage a remplacé pour moi la mésothérapie car plus rapide, indolore, et sans saignements. Les multi-piqûres pratiquées dans cette technique stimulent la peau, créent un léger œdème réactionnel qui retend la peau de manière transitoire. Ceci est le principe de tous ces nouveaux rollers plus ou moins agressifs qui provoquent des microtraumatismes : l'effet bonne mine est garanti mais ne dure pas plus que quelques jours. L'acide hyaluronique injecté peut par contre donner un effet qui persistera plusieurs semaines ou plusieurs mois.

D – Les abrasions de la peau

C'est la méthode la plus ancienne. Elle consiste à « attaquer » la peau, non plus par l'intérieur mais par l'extérieur. Une abrasion physique ou chimique va réaliser une brûlure du deuxième degré. La profondeur de cette brûlure sera fonction de la profondeur de la ride à traiter. La cicatrisation va se faire sans la ride. Évidemment, ce traitement est plus agressif qu'une injection puisqu'il crée une lésion qui nécessite une cicatrisation.

La dermabrasion mécanique est l'abrasion avec une micro-meule diamantée, qui n'est plus souvent pratiquée car elle a été détrônée par le laser. Elle est surtout utilisée pour les rides de la lèvre supérieure.

Les lasers créent une abrasion-brûlure par une lumière ultra-concentrée. Ils « volatilisent » instantanément une couche de la peau. On les appelle « lasers ablatifs ». L'avantage est la précision de la profondeur d'action et l'absence de saignement. Les lasers ablatifs sont les lasers Erbium et le CO_2. À l'abrasion s'ajoute un effet thermique pour le laser CO_2. Cet effet thermique est recherché lorsqu'on désire une rétraction de la peau.

Les lasers plus récents sont plus précis, plus efficaces et moins traumatisants. Le principe est de fractionner la surface brûlée. Chaque petit point brûlé sera très vite réparé par une zone saine juste adjacente. Il faudra cependant plus de séances qu'avec les anciens lasers qui abrasaient directement toute la surface en une fois.

Les abrasions chimiques sont appelées **peelings**.

Les peelings créent une brûlure de la peau dont la profondeur est bien contrôlée dans des mains expertes. Il existe globalement trois types de peelings.

Les peelings superficiels « bonne mine » : ce sont les peelings aux acides de fruits. Ils n'attaquent que l'épiderme et le derme très superficiel et peuvent traiter au maximum les fines ridules. Ils ne changent pas la structure de la peau. Leur action est limitée et temporaire.

Les peelings à l'acide trichloracétique, appelés TCA, peuvent pénétrer beaucoup plus profondément et créer une brûlure du deuxième degré superficielle ou profonde. Ce sont les plus utilisés par les dermatologues qui traditionnellement sont bien formés à ces méthodes. Ils font disparaître les rides de la même manière que les lasers ablatifs avec une période de cicatrisation qui sera fonction de la profondeur atteinte.

Les peelings au phénol. Ce sont des produits qui modifient profondément et définitivement la structure de la peau. Ils sont réservés aux visages très ridés. Ils sont pratiqués par des chirurgiens ou dermatologues très rompus à la technique. Ils se pratiquent sous anesthésie générale en raison de la douleur occasionnée. Si la méthode est bien maîtrisée les effets sont spectaculaires. Tout un visage peut être traité en une fois avec un lissage de la peau étonnant.

Ma pratique ne m'a pas familiarisé avec les abrasions chimiques, mais plutôt avec l'utilisation des lasers. Le résultat est similaire, nous l'avons vu, le principe est le même : abrasion suivie de cicatrisation.

Le risque de ces méthodes : si la profondeur est insuffisante il n'y aura pas d'effet car l'abrasion doit aller jusqu'au fond de la ride sinon elle ne disparaîtra pas. Si la profondeur est trop importante des problèmes de traces visibles sont possibles. La complication la plus fréquente est la dépigmentation : la peau brûlée perd les cellules responsables de la pigmentation et cicatrise sous une teinte plus blanche que la peau alentour.

L'uniformité de la couleur de la peau

Il faut en tenir compte. Son amélioration fait partie des préoccupations de lutte contre le vieillissement.

La couperose est un réseau de petits vaisseaux rouges qui se développe sous la peau. Autrefois traitée avec des microaiguilles ou chaque petit vaisseau était piqué et coagulé, la couperose bénéficie actuellement de lasers vasculaires dont la longueur d'onde attaque spécifiquement le rouge et débarrasse la peau de ce réseau sous-cutané si inesthétique.

Les taches brunes. Elles sont toutes favorisées par l'exposition solaire. Il en existe de plusieurs sortes et on pourrait écrire sur elles plusieurs tomes.

Sachez simplement qu'il faut distinguer les taches superficielles que le dermatologue peut faire disparaître facilement en les brûlant à l'azote liquide ou avec un laser, et les taches beaucoup plus profondes et résistantes apparaissant après des problèmes hormonaux – grossesse, pilule –, qui sont traitées avec des produits médicamenteux en crème dépigmentante à appliquer sur plusieurs semaines.

CONCLUSION

Docteur Jean-Claude Hagège
Docteur Philippe Bellity

L'idée d'écrire un ouvrage simple à l'heure où l'information est hyperaccessible grâce à Internet nous a paru importante. Comment le patient peut-il se faire une idée et comprendre parmi tous ces sites ? Comment faire la part des choses ? Nous avons voulu apporter une meilleure compréhension à l'aide d'un discours simple qui est le discours que nous tenons quotidiennement à nos patients.

Nous n'oublions pas qu'une intervention chirurgicale n'est pas un acte anodin et nous devons le rappeler au patient. Notre devoir d'informer est actuellement une obligation légale. Comment informer sans effrayer ? Comment rassurer sans inciter ? Certaines personnes ne veulent pas entendre, d'autres voudraient tout savoir. Communiquer des textes informatifs suffit-il ? Donner l'information est un art qui doit être adapté à chaque patient. C'est un peu répondre à des questions qu'on ne nous a pas posées.

Nous souhaitons que cet ouvrage vous aidera à y voir plus clair pour prendre votre décision, mais rien ne vaudra l'entretien particulier médecin-patient. Nous savons pertinemment que le savoir, la technique et l'expérience sont fondamentaux, mais ils sont indissociables du côté humain et du sens artistique. C'est ce qui fait la beauté de notre métier.

ANNEXES

Selon la loi Kouchner du 4 mars 2002
le chirurgien doit vous fournir :

- Une information détaillée sur les risques opératoires
- Un devis détaillé comprenant les honoraires du chirurgien, de l'anesthésiste et de la clinique
- Un délai de 15 jours de réflexion après la première consultation

Date de la 1re consultation : …………

DEVIS ET CONSENTEMENT ÉCLAIRÉ MUTUEL CONCERNANT UN ACTE MÉDICOCHIRURGICAL

Ce document est rendu obligatoire par l'arrêté du 2 octobre 1996, entré en vigueur le 1er janvier 1997. Sa signature par les parties est un préalable indispensable à toute décision d'intervention.

Le présent document a pour objet de donner à la personne examinée toutes les informations pratiques utiles à sa prise de décision concernant l'acte envisagé, exposé ci-dessous :

Cet acte nécessite une anesthésie générale.

En cas de consentement du patient, il sera réalisé par le
Docteur ……………………...., ayant la spécialité de CHIRURGIE PLASTIQUE RECONSTRUCTRICE ET ESTHÉTIQUE, reconnue officiellement par le Conseil de l'Ordre des médecins, auprès duquel il est inscrit
sous l'identifiant RPPS : …………
Il est garanti pour cet acte en responsabilité civile professionnelle.

Au bénéfice de :

Nom : ………………………………Prénom :………………………………………

Adresse :……………………………………………………………………………

Dans l'établissement suivant :

Privé : CLINIQUE ……………………………………………………………

FRAIS DE CLINIQUE* : ………………………………………………………

** En ambulatoire ou en hospitalisation.*

HONORAIRES DU CHIRURGIEN : ……………………………………………
HONORAIRES DE L'ANESTHÉSISTE :
consultation + intervention :………………………………………………………

SOIT UN TOTAL DE : ……………………………………………………**

*** Ce montant correspond à une estimation sur la durée d'occupation de la salle d'opération. Il pourra être réévalué en fonction de la durée de votre intervention et de la durée de l'anesthésie.*

N.B. : Il est à signaler que le coût des examens préopératoires et des photographies n'est pas compris dans ce décompte.

Les résultats des examens suivants seront fournis avant l'intervention : bilan sanguin – électrocardiogramme – consultation d'anesthésie – photographies.

Lorsque des dispositifs médicaux ou des produits injectables à visée esthétique sont utilisés, ils doivent être autorisés officiellement.
Les références en seront détaillées sur la facture (marque, fabricant, numéro de série, lot).
Le Docteur .... fournira, à la demande de M. ...., au médecin qu'il (elle) indiquera, le compte rendu opératoire, conformément aux dispositions en vigueur.

Art D. 766-2-1 – « En application de l'article L. 6322-2, un délai minimum de quinze jours doit être respecté entre la remise du devis détaillé, daté et signé par le ou les praticien(s) mentionné(s) aux 1°, 2° et 4° de l'article D. 766-2-14 devant effectuer l'intervention de chirurgie esthétique.
Il ne peut être en aucun cas dérogé à ce délai, même sur demande de la personne concernée.
Le chirurgien qui a rencontré la personne concernée doit pratiquer lui-même l'intervention chirurgicale, ou l'informer au cours de cette rencontre qu'il n'effectuera pas lui-même tout ou partie de cette intervention. Cette information est mentionnée sur le devis. »

Information : consentement éclairé :
Je reconnais avoir été parfaitement informé(e) de tous les risques et toutes les complications inhérents à toute intervention chirurgicale, mais également de ceux inhérents à ladite intervention, notamment l'imprévisibilité de la durée, des aspects et des différentes formes de cicatrisation, ainsi que les risques exceptionnels et aléas thérapeutiques. J'ai reçu des informations écrites détaillées que j'ai lues et comprises.

Je reconnais avoir pu poser toutes les questions concernant cette intervention et avoir été informé(e) des bénéfices attendus et complications possibles, ainsi que des alternatives thérapeutiques.

Établi en double exemplaire et remis au patient le : ....

Signature du médecin Signature du patient

CONSENTEMENT ÉCLAIRÉ

Comme vous m'avez demandé de le faire et pour répondre aux obligations légales, c'est bien volontiers que :

1) Je souhaite bénéficier de cette chirurgie dans une démarche à finalité thérapeutique en vue de corriger des dégradations et des altérations de mon état corporel qui me handicapent dans ma vie quotidienne ;

2) Je vous confirme que vous m'avez exposé dans le détail :

– les risques graves, y compris vitaux, particuliers à toute intervention chirurgicale,

– les risques graves, y compris vitaux, particuliers à l'intervention que je dois subir,

– un certain pourcentage de complications et de risques, y compris vitaux, tenant non seulement à la maladie dont je souffre et aux associations morbides dont je puis être porteur, mais également à des réactions individuelles imprévisibles.

3) De mon côté, je vous ai informé, sincèrement et totalement, des interventions, soins, traitements et médications dont j'ai bénéficié et que j'ai suivis à ce jour, ainsi que des complications survenues.

4) Je reconnais aussi que j'ai pu vous poser toutes les questions concernant cette intervention et avoir été informé des bénéfices attendus et complications possibles, ainsi que des alternatives thérapeutiques. J'ai pris note, outre les risques précédemment cités, qu'il existe une imprévisibilité de durée des aspects et des différentes formes telles que d'anatomie loco-régionale, de cicatrisations, etc., ainsi que des risques exceptionnels, voire inconnus. Vous m'avez informé des bénéfices attendus de cette intervention et des alternatives thérapeutiques, ainsi que de l'éventualité de reprises.

5) Je reconnais avoir reçu lors de ma première consultation une fiche d'information de la Société française de chirurgie plastique concernant mon intervention.

6) Je vous confirme que les documents d'information, ainsi que les explications que vous m'avez fournies, l'ont été en des termes suffisamment clairs pour me permettre d'arrêter mon choix et vous demander de pratiquer cette intervention de chirurgie.

7) J'ai également été prévenu qu'au cours de l'intervention le chirurgien peut se trouver en face d'une découverte ou d'un événement imprévu imposant des actes complémentaires ou différents de ceux prévus initialement et j'autorise d'ores et déjà, dans ces conditions, le chirurgien à effectuer tout acte qu'il estimerait nécessaire, voire à se faire assister pour cela par un autre praticien.

8) Je reconnais que le délai entre la consultation de ce jour et la date de l'intervention me semble tout à fait suffisant et que, dans cet intervalle, vous vous tenez à ma disposition et à celle de mon médecin traitant pour répondre à toute interrogation.

9) Je m'engage expressément à me rendre à vos consultations et à me soumettre à tous les soins et recommandations que vous me prescrirez en pré et postopératoire.

10) Je vous fais confiance pour utiliser tous les moyens à votre disposition pour approcher le résultat souhaité.

À.. le...

Nom : .... Prénom : ....

Adresse : ....

Signature à faire précéder de la mention manuscrite
« Lu et approuvé »

Examen sanguin prescrit par votre médecin

M. ....

Paris, le..

FAIRE PRATIQUER DANS UN LABORATOIRE

- Groupe sanguin + Rh
- N.F.S + Plaquettes
- TCA
- INR
- TP
- VIH
- Hépatite B (AC – AG)
- Hépatite C

Docteur ....

Ordonnance non remboursable

TABLE DES MATIÈRES

Chez le même éditeur :

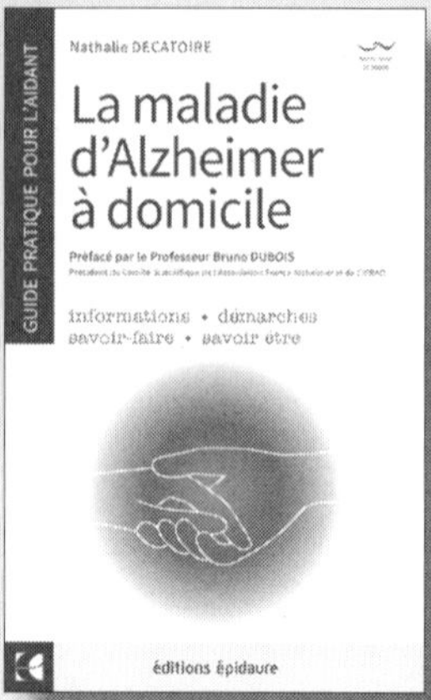

GUIDE PRATIQUE POUR L'AIDANT

Nathalie DECATOIRE

La maladie d'Alzheimer à domicile

informations • démarches
savoir-faire • savoir être

Préfacé par le Professeur Bruno DUBOIS
Président du Comité Scientifique
de l'Association France Alzheimer et de l'IFRAD

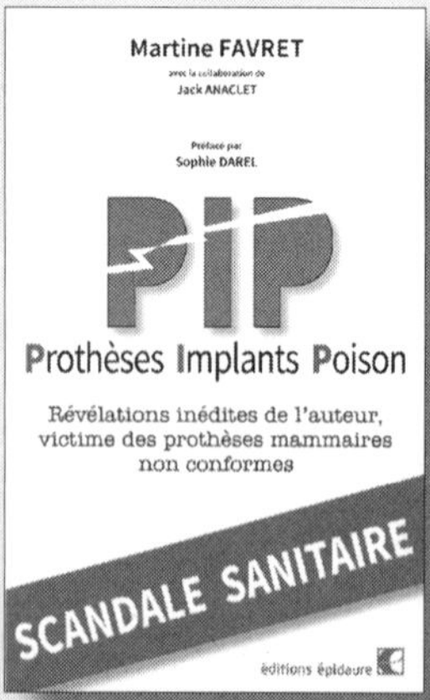

Martine FAVRET
avec la collaboration de Jack Anaclet

PIP

Prothèses **I**mplants **P**oison

Révélations inédites de l'auteur, victime des prothèses mammaires non conformes

Préfacé par Sophie DAREL

Vous venez d'acquérir cet ouvrage et nous vous en remercions vivement.
Nous sommes à votre écoute pour toutes remarques et suggestions.
Pour obtenir notre catalogue général gratuit, demandez-le à votre libraire (ou autres points de vente) ou écrivez-nous.

éditions carpentier **www.editions-carpentier.fr**

22 rue d'Aumale 75009 Paris • tél. 01 48 78 00 72 • fax. 01 48 78 86 25
editions@editions-carpentier.fr

©2014 Éditions CARPENTIER - Dépôt légal : mai 2014 - Imprimé en Italie - ISBN 978-2-9544025-2-9